Alessandro dos Santos Pin
Manoel da Silva Filho

Facilitação Neuromuscular Proprioceptiva nas Alterações Musculares

Alessandro dos Santos Pin
Manoel da Silva Filho

Facilitação Neuromuscular Proprioceptiva nas Alterações Musculares

Conversão de fibras musculares vista através de Eletromiografia de Superfície e Dinamometria

Novas Edições Acadêmicas

Impressum / Impressão

Bibliografische Information der Deutschen Nationalbibliothek: Die Deutsche Nationalbibliothek verzeichnet diese Publikation in der Deutschen Nationalbibliografie; detaillierte bibliografische Daten sind im Internet über http://dnb.d-nb.de abrufbar.

Alle in diesem Buch genannten Marken und Produktnamen unterliegen warenzeichen-, marken- oder patentrechtlichem Schutz bzw. sind Warenzeichen oder eingetragene Warenzeichen der jeweiligen Inhaber. Die Wiedergabe von Marken, Produktnamen, Gebrauchsnamen, Handelsnamen, Warenbezeichnungen u.s.w. in diesem Werk berechtigt auch ohne besondere Kennzeichnung nicht zu der Annahme, dass solche Namen im Sinne der Warenzeichen- und Markenschutzgesetzgebung als frei zu betrachten wären und daher von jedermann benutzt werden dürften.

Informação biográfica publicada por Deutsche Nationalbibliothek: Nationalbibliothek numera essa publicação em Deutsche Nationalbibliografie; dados biográficos detalhados estão disponíveis na Internet: http://dnb.d-nb.de.

Os outros nomes de marcas e produtos citados neste livro estão sujeitos à marca registrada ou a proteção de patentes e são marcas comerciais registradas dos seus respectivos proprietários. O uso dos nomes de marcas, nome de produto, nomes comuns, nome comerciais, descrições de produtos, etc. Inclusive sem uma marca particular nestas publicações, de forma alguma deve interpretar-se no sentido de que estes nomes possam ser considerados ilimitados em matérias de marcas e legislação de proteção de marcas e, portanto, ser utilizadas por qualquer pessoa.

Coverbild / Imagem da capa: www.ingimage.com

Verlag / Editora:
Novas Edições Acadêmicas
ist ein Imprint der / é uma marca de
OmniScriptum GmbH & Co. KG
Bahnhofstraße 28, 66111 Saarbrücken, Deutschland / Niemcy
Email / Correio eletrônico: info@nea-edicoes.com

Herstellung: siehe letzte Seite /
Publicado: veja a última página
ISBN: 978-3-8417-1968-3

Zugl. / Aprovado/a pela/pelo: Belém, Universidade Federal do Pará, Teses Doutorado, 2013

SUMÁRIO

1. INTRODUÇÃO

A Facilitação Neuromuscular Proprioceptiva - FNP foi descrita inicialmente por um médico alemão que vivia nos Estados Unidos, Herman Kabat, no final dos anos 40. Ele, mais uma legião de profissionais da saúde, dirigidos por Margaret Knott e Doroty Voss, divulgaram uma técnica cujo objetivo inicial era recuperar pacientes acometidos por sequelas de patologias neurológicas (naquela época, a poliomielite atacava como uma epidemia global, além das outras doenças conhecidas, como paralisia cerebral e acidente vascular encefálico), cuja dependência física atrapalhava significativamente um país recém-saído da guerra que precisava de todo dinheiro e gente saudável para ser reconstruído.

Pouco mais de 60 anos depois, a disseminação dessa técnica ampliou a qualificação profissional resultando em melhores condições de recuperação para inúmeros pacientes no mundo. Também o número de cientistas que buscavam detalhar na fisiologia e citologia os efeitos desta terapêutica no corpo humano aumentou, demonstrando esses a variedade de ações da FNP no corpo humano.

Nos dias atuais, a FNP deixou de ser utilizada apenas como ferramenta de reabilitação neurológica. Alguns pesquisadores utilizaram-se de fragmentos da técnica adaptados, readaptados e conjugados com outros métodos e hoje são aplicados com objetivos que vão desde a reabilitação musculoesquelética a treinamento de atletas de alto nível; em busca de melhora na flexibilidade muscular a auxílio no ganho de *endurance* muscular para suas atividades (REES *et al.,* 2007; GAMA *et al.*; 2007; OLIVO & MAGEE, 2006).

Algumas pesquisas recentes mostram a capacidade de treinamentos de resistência muscular em transformar fibras musculares conforme a necessidade metabólica daquele músculo (KAWAI *et al.,* 2009;

KOHN, ESSÉN-GUSTAVSSON, MYBURGH, 2010; AAGARD *et al.*., 2011). A FNP, por ser uma técnica que gera essencialmente resistência, serve também a este propósito, como visto em Kofotolis *et. al.* (2005). Porém até o momento nenhuma metodologia que estudou esses efeitos o fez de modo não invasivo.

A Eletromiografia de Superfície, ferramenta que mensura a atividade elétrica muscular através de eletrodos cutâneos, tem se mostrado confiável na indicação de predominância das diferentes fibras musculares, como mostrado por Houtman *et al.* (2003) e Lenti *et al.* (2010); geralmente associada a mensurações conjuntas de força muscular (MELCHIORI & RAINOLDI, 2011) e torque (REES *et al.*, 2007). Esta abordagem, não invasiva, ainda não é devidamente explorada nos estudos de conversão de fibras.

Torna-se interessante mostrar, através de métodos não invasivos, os efeitos da FNP em possível conversão das fibras musculares treinadas, tendo em vista que ainda não há relato desta metodologia descrito na literatura.

1.1 Fundamentação Teórica

1.1.1 A fibra muscular

Os músculos estriados esqueléticos são formados por células especializadas em se contrair mediante estimulação apropriada. As fibras musculares são a base de todos os movimentos executados pelo corpo humano. Estas células foram classificadas em tipo I e II (HALL, 1993; MINAMOTO, 2005). Isso foi possível graças ao desenvolvimento de técnicas bioquímicas de identificação, que mostrou diferenças nas concentrações de adenosina trifosfatase miofibrilar e enzimas glicolíticas e oxidativas nas fibras, bem como a cadeia de transporte de elétrons mitocondriais (RALSTON et al., 2001; ROY et al., 2008).

Conforme a classificação das fibras musculares, Hall (1993); Spring et al. (1995); Powers & Howley (2000), Kawai et al. (2009) as descrevem assim:

1. Fibras de contração lenta, vermelhas ou Tipo I. São fibras inervadas por pequenos motoneurônios α de condução lenta, disparam potenciais de ação de baixa frequência e amplitude. São ricas em mitocôndrias, mioglobina e cerca de quatro capilares por fibra muscular, favorecendo o processo de oxidação e resistência à fadiga, porém perdendo um pouco a velocidade máxima de encurtamento (Vmáx) e quantidade de tensão gerada pela fibra em relação à do Tipo II devido ao poder de metabolismo glicolítico (anaeróbio) mais reduzido;

2. Fibras de contração rápida, brancas ou Tipo II. São aquelas inervadas por motoneurônios α grandes cuja característica é a rapidez na condução dos impulsos elétricos, de alta frequência. Estas contam com reduzidas quantidades de mitocôndrias e mioglobina, e possuem em média 2,9 capilares por fibra muscular, desfavorecendo a oxidação intracelular e a contração prolongada. Porém a alta capacidade de metabolismo glicolítico

que possuem permite a estas células gerar uma forte tensão muscular e uma Vmáx superior às da fibra do Tipo I, embora sustentadas por tempo bem mais reduzido. E ainda devido às diferenças encontradas dentro desta mesma classificação, convencionou-se subdividir as fibras Tipo II em dois subgrupos:

o Fibras Tipo II A. São fibras que possuem características intermediárias entre as do tipo I e II B, relativas ao poder de oxidação, mitocôndrias, mioglobina, metabolismo glicolítico. Caracterizam-se principalmente pelo alto poder de conversão entre uma fibra Tipo I e IIB, o que não é observado nos outros tipos.

o Fibras Tipo II B. São as fibras ditas rápidas, com a maior Vmáx de todas as fibras, porém com reduzida eficiência devido à baixa capacidade oxidativa.

Minamoto (2005) relatou a presença de outra fibra, cujas características eram intermediárias às fibras do Tipo II A e II B e as denominou de fibras Tipo II X. Vários autores, como Ralston *et al.* (2001), Krustup *et al.* (2010), Roy *et al.* (2008) e Suetta *et al.* (2008) identificam este tipo de fibra em suas pesquisas, sendo que vários deles adotam a terminologia II X ao invés de II B, devido à semelhança de suas propriedades. Aagaard *et al.* (2011), por sua vez, colocam o subtipo II C como um intermediário entre a fibra I e II A. Maziz *et al.* (2009) mostram que o diâmetro da fibra I é cerca de 20 % superior ao da fibra tipo II, sendo que a diferença pode ser de até 30 % em fibras treinadas.

Histologicamente, as diferentes fibras são identificadas com auxílio microscópico, onde se observa a isoforma da cabeça de miosina, ponto chave na determinação de cada tipo (MALISOUX, FRANCAUX & THEISEN, 2007).

As fibras musculares estão sujeitas a alterações em sua arquitetura e tipo de contração por diversos fatores além dos treinamentos aeróbicos e anaeróbicos, como evolução na idade e lesões musculares mais graves (MALISOUX, FRANCAUX & THEISEN, 2007, KAWAI *et al.*, 2009). A idade avançada, por exemplo, causa perda de até 30 % da massa muscular seja, com decréscimo de força de 1,5% ao ano nesta fase, além de uma diminuição acentuada principalmente nas fibras tipo II (SUETTA *et al.*, 2008).

Freitas *et al.* (2007) afirmam que sujeitos com predominância de fibras do tipo II têm mais facilidade em obter maior flexibilidade após programas de treinamentos (cuja FNP faz parte), fator este considerado importante para a determinação de treinos mais eficazes.

Krustup *et al.* (2010) mostraram que as fibras musculares do tipo I e IIA sofrem um incremento de quantidade e área em adultos jovens após treinamentos baseados em exercícios de resistência, tais como futebol de campo e corrida, embora o acréscimo não tenha sido significativo. Porém os autores verificaram significativa perda do número de fibras II X nesta mesma população.

Exercícios de resistência são eficientes para acrescentar significativamente número de fibras do tipo II A e II X em idosos após 12 semanas de treinamento, fato este justificado pelo metabolismo diferenciado – tendencioso à degeneração – que ocorre nesta população, segundo Suetta *et al.* (2008).

Num estudo focado unicamente nos diferentes tipos de fibra muscular, van Wessel *et al.* (2010) demonstram que, após inúmeros estudos feitos para determinar o papel de cada tipo de fibra muscular no processo de contração, as fibras II A, mesmo apresentando algumas variações entre ambiente, espécies e sexo têm propriedades muito semelhantes às fibras do tipo I – levando-se em conta também o tipo de uso destas fibras.

A manutenção dos tipos de fibras e caracterização das unidades motoras tem forte influência neural, mesmo considerando a expressão gênica específica. As concentrações dos microtúbulos e dos complexos de Golgi são diferenciadas nos vários tipos de fibras e neurodependentes; numa hipotética desnervação muscular, as quantidades tendem a se igualar em todos os tipos de fibras (RALSTON *et al.*, 2001). Alterações na condução dos motoneurônios influem na concentração dos diferentes tipos de fibras mais que apenas o fenótipo, como mostrado na pesquisa de Roy *et al.* (2008). Maziz *et al.* (2009) fazem uma interessante relação entre a quantidade de fibras tipo II com deformidades estruturais e dor lombar em sujeitos que realizam treinamento físico.

1.1.2 O Exercício resistido atuando na fibra muscular

O exercício muscular adequadamente planejado pode causar além da hipertrofia das fibras musculares uma alteração na incidência de determinados tipos de fibras (MINAMOTO, 2005).

Em um trabalho realizado por Rushton em 1951 para avaliar a ativação muscular, foi demonstrado o quanto o calibre das fibras nervosas medulares pode influenciar na ativação dos sistemas do corpo, dentre eles, o muscular.

Andersen & Aagaard (2010) mostram evidências de que as alterações musculares após o exercício dependem do aumento da síntese protéica e de secreções hormonais. Após a primeira sessão de exercício, o processo de hipertrofia já tem início nos músculos envolvidos.

Maughan & Nimmo (1984) já mostravam em seus resultados que exercícios para treinar a força muscular podem alterar a composição de fibras musculares. Neste trabalho, eles realizaram um programa de treinamento resistido do Músculo quadríceps em jovens sedentários. Uma biópsia e uma tomografia computadorizada do músculo foram realizadas antes e depois do treinamento. Os resultados mostraram que o programa trouxe um aumento na área do músculo, assim como no calibre das fibras, mas sem nenhum incremento de fibra em especial.

No trabalho realizado por Aagaard *et al.* (2001) a fim de verificar possíveis mudanças na arquitetura muscular após um programa de exercícios de exercícios de alta resistência que durou quatorze semanas com grande carga de resistência em membros inferiores, onde o músculo quadríceps foi eleito como o modelo, onde os exames de ressonância magnética, ultrassonografia e biópsia foram realizados antes e depois do programa. Eles observaram ao final das quatorze semanas, que o músculo sofreu significativas alterações no calibre do músculo, na quantidade de fibras musculares (de ambos os tipos), e no posicionamento de sua inserção, confirmando assim, o efeito dos exercícios nas alterações arquitetônicas musculares.

Kawai *et al.* (2009) afirmam que a concentração dos tipos de fibras musculares varia conforme o músculo e podem ser alteradas por diferentes estresses, incluindo-se nessa classe os exercícios resistidos.

Num experimento realizado com sujeitos realizando um treinamento em bicicleta ergométrica, Farina *et al.* (2004) mostram que o exercício resistido é capaz de aumentar a velocidade de recrutamento das fibras musculares, inferindo uma possível melhora da eficiência do uso das unidades motoras musculares.

Wakeling, Uehli & Rositis (2006), realizando movimento resistido com bicicleta ergométrica, mostram que os músculos da perna potencializam a contração inicial das fibras II B, respondendo a um aumento do fascículo muscular durante a atividade.

Aplicando um programa similar de resistência elevada em jovens destreinados, cinco vezes por semana, a fim de verificar os efeitos do treinamento na proliferação celular do endotélio e aumento do número de capilares das fibras musculares, Jensen *et al.* (2004) verificaram um aumento do número dos capilares quatro semanas após o início do treinamento e um aumento da proliferação das células do tecido endotelial sete semanas após seu início.

Malisoux, Francaux & Theisen (2007) relatam que exercícios de *endurance* não acrescentam quantidade de fibras do tipo I, o que seria esperado; mas provoca um aumento do recrutamento de fibras do tipo II A (as fibras com capacidade de conversão). Afirmam, porém, que em oposição ao acréscimo de poder de resistência, os músculos perdem na manutenção de uma força moderada que seja por muito tempo.

Andersen & Aagaard (2010), ainda sobre a questão do efeito da resistência à fibra muscular, afirmam que em algumas situações, o exercício resistido provoca importante hipertrofia das fibras tipo I; porém em algumas situações o que se observou foi uma hipertrofia em quantidade muito parecida nas fibras I e II. Consideram que algumas peculiaridades físicas dos sujeitos e o tipo de treinamento imposto podem ser fatores de influência para isso

Esses resultados demonstram que o treinamento muscular pode alterar a quantidade de fibras musculares existentes no músculo, diferenciar seus tipos, potencializar o recrutamento de determinados tipos, além de aumento no aporte sanguíneo e proliferação celular local. Porém não mostram as alterações dos tipos específicos de fibras.

No trabalho realizado por Green *et al.* (1998), eles notaram que em um treinamento de alta resistência aplicado para membros inferiores durante doze semanas, em sujeitos não treinados, ocorria uma diminuição significativa do número de fibras musculares II B; uma hipertrofia pequena na área do MÚSCULO quadríceps e nenhuma alteração na capilarização das fibras musculares. Já De Bock *et al.* (2005) notaram uma diminuição significativa nos níveis de carboidratos nas fibras do tipo I, o mesmo não ocorrendo nas fibras do tipo II.

Aplicando-se uma metodologia chamada de *destreinamento*, Andersen *et al.* (2005) realizaram um trabalho com um grupo de sujeitos que havia sido submetido anteriormente a treinamento de alta resistência. Após três meses de ócio, a musculatura teve aumento na intensidade de estímulo para recrutamento das fibras musculares, além de conversão de fibras tipo I para tipo II.

Outros resultados foram obtidos no músculo vasto lateral, onde se pretendia verificar se havia manutenção do volume, da atividade e da composição muscular, após relacionar sujeitos submetidos a exercícios resistidos e sujeitos acamados durante cerca de três meses sem nenhuma intervenção. Neste trabalho verificou-se a redução do volume e da atividade muscular nos sujeitos acamados que não sofreram nenhuma intervenção, e a manutenção nos que foram submetidos ao treinamento pela troca da predominância de fibras do tipo I para fibras do tipo II (TRAPPE *et al.* 2004).

Aagaard *et al.* (2011) mostraram em pesquisa comparativa entre treino de resistência muscular apenas e treino de força e resistência muscular juntos em jovens ciclistas de alto nível que a segunda modalidade provocou um aumento significativo do número de fibras musculares II A do MÚSCULO vasto lateral dos sujeitos pesquisados, com também significativo decréscimo na quantidade das fibras II X deste músculo; no músculo do grupo submetido apenas a exercícios de resistência, a alteração na quantidade destas fibras não foi significativa, embora tenham seguido o mesmo comportamento.

Em pesquisa com aplicação de exercícios de alta intensidade intervalados em corredores de longa distância bem treinados, foi achado que após seis semanas deste tipo de treinamento os atletas apresentaram maior quantidade de fibras do tipo II A, vistas através de análises bioquímicas feitas com os sujeitos estudados (KOHN, ESSÉN-GUSTAVSSON & MYBURGH, 2010).

Independente do tipo de treinamento imposto aos sujeitos quer seja de resistência, força ou até mesmo velocidade, o que sempre fica evidenciado que, por quaisquer alterações que ocorram com outros tipos de fibras, sempre a fibra II A tem algo destacado nos resultados das pesquisas.

Exemplo disso é o que Claflin *et al.* (2011) mostram em seu experimento, onde comparam exercícios de resistência de alta e baixa velocidade em jovens e idosos. Nas diversas análises realizadas, a do incremento na quantidade de fibras de determinado tipo foi realizada, e em ambos os grupos a fibra do tipo II teve acréscimo. Porém os próprios pesquisadores levantam um possível viés sobre a interpretação deste resultado, visto que não foi feita análise alguma que diferenciasse as fibras II A das II X e, pelo que é sabido até então, as propriedades dessas isoformas são diferentes conforme o tipo delas.

1.1.3 A Facilitação Neuromuscular Proprioceptiva (FNP)

O método Kabat de facilitação neuromuscular proprioceptiva (FNP), que por definição refere-se às respostas neuromusculares normais do corpo foi desenvolvido em 1947 por Herman Kabat. Considerado por seus seguidores como uma filosofia de tratamento, está baseado no conceito de que todo ser humano tem um potencial a ser explorado (KABAT, 1950 *apud* ADLER, BECKERS & BUCK, 1999).

Voss, Ionta & Myers (1987) conceituam facilitação como a aceleração de algum processo natural, o contrário de inibição, onde um estímulo promove uma diminuição na resistência neural e por meio de um novo estímulo a resposta é gerada mais facilmente, enquanto propriocepção seria a recepção de estímulos dentro dos tecidos do corpo. Para Adler, Beckers & Buck (1999), facilitação seria simplesmente tornar fácil e propriocepção estaria relacionada a qualquer receptor sensorial que envie informações sobre o movimento e o posicionamento do corpo.

A aprendizagem do método Kabat envolve o conhecimento do sistema neuromuscular normal, assim como, o desenvolvimento motor, anatomia, neurofisiologia e cinesiologia. Para uma aplicação inteligente do método Kabat em indivíduos com disfunção motora é imprescindível conhecer as habilidades e limitações da pessoa, do nascimento até a maturidade (VOSS, IONTA & MYERS, 1987).

A FNP tem como princípio, segundo Adler, Beckers & Buck (1999) atingir o mais alto nível funcional alcançado pelo paciente, utilizando e reforçando o que ele tiver de positivo nos níveis físico e psicológico influenciando integralmente o corpo e não apenas parte dele.

Para Vieira (1998), o método Kabat foi um dos precursores dos trabalhos de cadeia muscular, visando trabalhar a solidariedade muscular, através da estimulação neuromuscular dos proprioceptores.

Reichel *apud* Callegari & Greve (2004) afirma que o movimento em diagonal é o responsável pelos bons resultados alcançados método, inclusive um dos seus efeitos conhecido por irradiação, que consiste basicamente na distribuição dos potenciais de ação dos músculos fortes e/ou saudáveis para os mais fracos e/ou patológicos.

Para a obtenção dos melhores efeitos com o método, não é necessário que o paciente esteja consciente, no entanto, uma série de procedimentos básicos de facilitação deve ser seguida, eventualmente com algumas adaptações conforme o caso. Esses procedimentos básicos de acordo com Adler, Beckers & Buck (1999) são:

1. Resistência para auxiliar no controle motor, contração e força muscular;
2. Irradiação e reforço da resposta deflagrada pelo estímulo;
3. Contato manual para a orientação do movimento por meio do toque e da pressão, aumentando a força desprendida;
4. Comando verbal apropriado para direcionar os movimentos do paciente;
5. Visão com intuito de realimentar o paciente objetivando melhorar o movimento executado;
6. Tração e aproximação para promover a facilitação do movimento estabilizando o membro;
7. Estiramento permitindo a contração muscular e evitando assim a fadiga;
8. Sincronização dos movimentos enfatizando determinados movimentos para ressaltar os resultados;

9. Padronizar a facilitação dos movimentos sinérgicos executados em bloco como componentes do movimento normal.

Além dos procedimentos básicos, existe uma série de técnicas específicas que podem ser configuradas conforme o desejo de potencializar algum (s) efeito (s) obtido (s) com o paciente. Tais técnicas dizem respeito à contração combinada de músculos agonistas e antagonistas, modo de contração muscular e estiramentos, como visto em Adler, Beckers & Buck (1999).

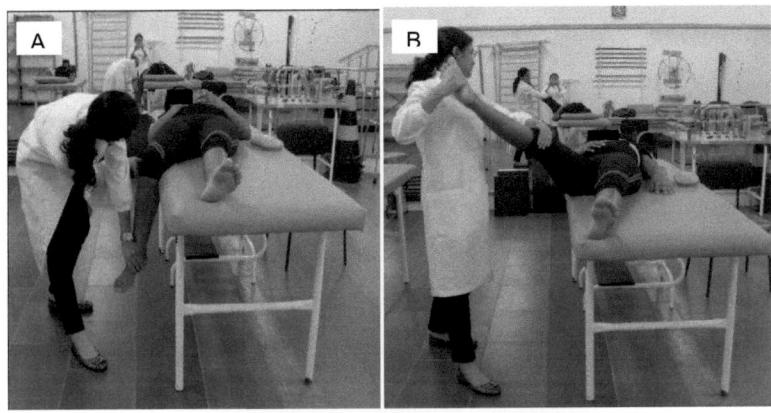

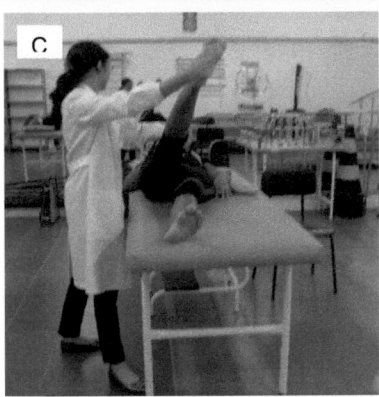

Figura 1 – Facilitação Neuromuscular Proprioceptiva: A – Início da diagonal D1; B – Parte intermediária D1; C – Final da diagonal D1

Fonte: dados dos autores

Isso pode proporcionar ao paciente melhor controle na contração muscular agonista/ antagonista, uma melhor ativação das unidades motoras e um melhor padrão de ativação muscular como consequência, mesmo que devido a outro quadro patológico a força muscular não consiga se alterar positivamente (ORSINI *et al.*, 2010).

Outro ponto importante sobre os efeitos da FNP está na flexibilidade. Rees *et al.* (2007), bem como Gama *et al.* (2007) mostram que o método é eficaz no oferecimento de maior flexibilidade na unidade musculotendinosa. Isso se dá ao processo de contração muscular associado à inibição recíproca, que causa relaxamento e consequente acréscimo na elasticidade muscular.

Esta informação é corroborada por Oliva & Magee (2006), que detalham este processo de relaxamento ao evocarem as participações do Órgão Tendinoso de Golgi (OTG), neurônios inibitórios na medula e a consequente inibição de impulsos enviados aos motoneurônios α. E isso reflete num funcionamento mais harmonioso e eficiente do mecanismo musculoesquelético nas diversas atividades físicas (YUKTASIR & KAYA, 2009).

Porém a FNP vem sendo descoberta como um método de fortalecimento muscular, e vem sendo usado cada vez mais em atletas debilitados. Os padrões da técnica são muito semelhantes a gestos dos mais diversos esportes, e cada vez mais ela se torna uma alternativa de exercício resistido progressivo a ser utilizada com vantagens sobre os métodos tradicionais de cinesioterapia (KOFOTOLIS *et al.*, 2005).

Kofotolis & Kellis (2006) afirmam em seus escritos que a FNP, por todas essas propriedades anteriormente citadas, consegue oferecer a quem recebe sua aplicação um interessante acréscimo na mobilidade articular, bem como no ganho de resistência da musculatura envolvida na atividade.

1.1.4 A FNP e o treinamento muscular

Diversas pesquisas vêm demonstrando os efeitos dos exercícios de FNP no treinamento muscular, vistos os preceitos da técnica e o sistema de funcionamento da fibra muscular.

O exercício muscular adequadamente planejado pode causar além da hipertrofia das fibras musculares uma alteração na incidência de determinados tipos de fibras (MINAMOTO, 2005).

Em um trabalho realizado por Rushton em 1951 para avaliar a ativação muscular foi demonstrado o quanto o calibre das fibras nervosas medulares pode influenciar na ativação dos sistemas do corpo, dentre eles, o muscular. O presente trabalho já fornece um primeiro elo entre o treinamento muscular e a FNP.

Maughan & Nimmo (1984) já mostravam em seus resultados que exercícios para treinar a força muscular podem alterar a composição de fibras musculares. Neste trabalho, eles realizaram um programa de treinamento resistido do músculo quadríceps em jovens sedentários. Uma biópsia e uma tomografia computadorizada do músculo foram realizadas antes e depois do treinamento. Os resultados mostraram que o programa trouxe um aumento na área do músculo, assim como, no calibre das fibras, mas sem nenhum incremento de fibra em especial.

Olivo & Magee (2006) afirmam que a FNP (especificamente na técnica contrair – relaxar utilizada em seus trabalhos) é eficiente para amplificar a força estática muscular, devido aos processos de latência da força da unidade motora, melhora da sinalização proprioceptiva, dentre outros aspectos. Corroborando estas informações, Rees *et al.* (2007) também falam sobre as alterações neuromusculares que colaboram no acréscimo de força muscular.

Também são responsabilizados outros princípios da técnica por esse aumento, como por exemplo, a irradiação, que embora apresentada com opiniões isoladas e às vezes controversas, é tida por muitos pesquisadores como eficiente estimuladora neuromuscular e cortical para o acréscimo da força muscular (CRUZ-MACHADO, CARDOSO & SILVA, 2009).

Mitchell *et al.* (2009) exploram a vertente de que cada vez mais a FNP é utilizada como técnica de treinamento muscular na medicina esportiva, e não só nas afecções de cunho ortopédico traumatológico e neuromotor. Afirmam ainda que os efeitos do treino se dão principalmente pelos componentes: estimulação de interneurônios Ia e IB, que causarão inibição de motoneurônios α antagonistas e agonistas, respectivamente, facilitando os processos de cocontração e alongamento; estimulação dos OTGs agonistas e antagonistas, facilitando o ganho de força no momento da reversão da contração desses grupos musculares.

No trabalho realizado por Aagaard *et al.* (2001) a fim de verificar possíveis mudanças na arquitetura muscular após um programa de exercícios de exercícios de alta resistência que durou quatorze semanas com grande carga de resistência em membros inferiores, onde o músculo quadríceps foi eleito como o modelo, onde os exames de ressonância magnética, ultrassonografia e biópsia foram realizados antes e depois do programa; foi possível observar, ao final do período, que o músculo sofreu significativas alterações no calibre, na quantidade de fibras musculares (de ambos os tipos) e no posicionamento de sua inserção, confirmando assim, o efeito dos exercícios nas alterações arquitetônicas musculares.

Aplicando um programa similar de resistência elevada em jovens destreinados, cinco vezes por semana, a fim de verificar os efeitos do treinamento na proliferação celular do endotélio e aumento do número de capilares das fibras musculares, Jensen *et al.* (2004) verificaram um aumento do número dos capilares quatro semanas após o início do treinamento e um aumento da proliferação das células do tecido endotelial sete semanas após seu início.

Esses resultados demonstram que o treinamento muscular pode alterar a quantidade de fibras musculares existentes no músculo, além de aumento no aporte sanguíneo e proliferação celular local. Porém não mostram as alterações dos tipos específicos de fibras.

No trabalho realizado por Green *et al.* (1998), eles notaram que em um treinamento de alta resistência aplicado para membros inferiores durante doze semanas, em sujeitos não treinados, ocorria uma diminuição significativa do número de fibras musculares IIB; uma hipertrofia pequena na área do músculo quadríceps e nenhuma alteração na capilarização das fibras musculares. Já De Bock *et al.* (2005) notaram uma diminuição significativa nos níveis de carboidratos nas fibras do tipo I, o mesmo não ocorrendo nas fibras do tipo II.

Aplicando-se uma metodologia chamada de *destreinamento*, Andersen *et al.* (2005) realizaram um trabalho com um grupo de sujeitos que havia sido submetido anteriormente a treinamento de alta resistência. Após três meses de ócio, a musculatura teve aumento na intensidade de estímulo para recrutamento das fibras musculares, além de conversão de fibras tipo I para tipo II.

Outros resultados foram obtidos no músculo vasto lateral, onde se pretendia verificar se havia manutenção do volume, da atividade e da composição muscular, após relacionar sujeitos submetidos a exercícios resistidos e sujeitos acamados durante cerca de três meses sem nenhuma intervenção. Neste trabalho verificou-se a redução do volume e da atividade muscular nos sujeitos acamados que não sofreram nenhuma intervenção, e a manutenção nos que foram submetidos ao treinamento pela troca da predominância de fibras do tipo I para fibras do tipo II (TRAPPE *et al.* 2004).

Segundo Kofotolis *et al.* (2005) em um programa de fortalecimento do músculo vasto lateral aplicado em jovens atletas do sexo masculino, dividido em dois grupos, onde o primeiro fez um treinamento de FNP e o segundo realizou fortalecimento isocinético, ambos com mesmo número de sessões e repetição de séries de exercícios. Foi possível mostrar que ambos os treinamentos aumentaram a área das fibras musculares do tipo II, embora a FNP tenha ampliado principalmente as fibras do tipo II A e o treinamento isocinético as fibras do tipo II B. Este trabalho serviu para mostrar o poder de treinamento das fibras musculares através da FNP, um dos focos de estudo deste projeto.

Em comparação de treinamentos de força realizados no MÚSCULO quadríceps feitos por isometria e FNP em indivíduos adultos jovens, ativos, de ambos os sexos. Observou-se, sem diferença estatística entre os grupos, uma queda nos níveis de torque, na energia de ativação e atividade muscular eletromiográfica durante a realização de movimentos angulares lentos e rápidos semelhantes antes e depois do treinamento (MAREK et al., 2005).

Porém quando as técnicas de FNP foram aplicadas para verificar sua ação sobre a flexibilidade muscular notou-se que o método é mais útil para a manutenção da flexibilidade muscular e nenhum ganho adicional significante foi relatado em relação ao das outras técnicas (FELAND & MARIN, 2004).

Moreno et al. (2005) realizaram experimento utilizando a FNP para verificar se a técnica influía no ganho de força muscular respiratória através do incremento de pressão inspiratória e expiratória máxima, Pimáx e PEmáx respectivamente. O resultado foi um aumento significativo nas pressões do grupo treinado, mostrando a eficiência do método.

A eficácia da FNP também foi observada por Rees et al. (2007) ao longo do treinamento muscular dos músculos do joelho em um grupo de mulheres. Após quatro semanas de treinamento, verificaram um aumento de 26% na força isométrica máxima e mais de 8% no recrutamento de unidades motoras. Callegari & Greve (2004) mostraram que o treinamento através do método Kabat de FNP pode ter contribuído para um maior trabalho e torque muscular, provavelmente, pelo movimento em diagonais e a propriedade de irradiação.

O efeito significativo da FNP no alongamento muscular foi demonstrado por Gama et al. (2007) em um treinamento de quatro semanas aplicado nos Mmúsculo isquiotibiais, onde a manutenção do alongamento foi observada mesmo após o treinamento. A eficácia da FNP também foi notada quando Kofotolis & Kellis (2006) avaliaram a musculatura do tronco, trabalhando a resistência dos grupos. Após o treinamento os indivíduos mostraram um bom condicionamento muscular.

Em estudo de aplicação da FNP em distúrbios orofaciais, Namura *et al.* (2008) mostraram eficácia do método, embora não tenham feito uma mensuração mais específica sobre a força muscular em específico e alertaram sobre a perda da força em caso de parada do treinamento.

No trabalho de Folland *et al.* (2002), onde se pretendia obter ganhos em um programa de exercícios resistidos de alta intensidade e compará-los com um grupo que foi treinado para atingir o nível de fadiga muscular e acúmulo de metabólitos no músculo quadríceps. Eles observaram que os ganhos de força isométrica são muito semelhantes, não havendo necessidade de desconforto ao sujeito que é submetido a esses programas de treinamento, mostrando que em algumas situações, durante a aplicação da FNP, a isometria poderá ser utilizada.

Não só na força de resistência a FNP pode ter valor incremental. Em estudo com atletas profissionais, a aplicação do método como treinamento para força explosiva (vista no desempenho de salto), num treinamento de 24 sessões distribuídas em seis semanas, teve como resultado um acréscimo neste índice (YUKTASIR & KAYA, 2009).

Em um estudo retrospectivo com atletas de alto nível dos Estados Unidos da América para avaliar o uso da FNP como tratamento das afecções do sistema musculoesquelético ocorridas durante as práticas esportivas. Foi possível observar que a aplicação da FNP nestes atletas obteve resultados positivos significativos nos quadros patológicos (SURBURG & SCHRADER, 1997).

Reeves *et al.* (2004) realizaram um programa de treinamento muscular, aplicado ao músculo quadríceps de idosos, a fim de demonstrar a utilidade do mesmo para a prevenção da perda esperada pela idade da força, torque e recrutamento de fibras musculares. Após a aplicação do treinamento, que consistiu em exercícios de mecanoterapia para os membros inferiores (para igual trabalho de músculos agonistas e antagonistas), percebeu-se um crescimento do recrutamento muscular nos movimentos de extensão do joelho, demonstrando a utilidade do treinamento muscular em idosos para preservação da capacidade muscular.

Em outro trabalho realizado por Rebellato *et al.* (2004) em mulheres espanholas idosas durante dois anos, onde as mesmas apresentavam longos períodos de inatividade, intercalados com os de atividade; foram observados ao final do período de avaliação manutenção da força muscular inicial e da flexibilidade corporal, mostrando que mesmo não frequente, um programa de exercícios pode manter a capacidade muscular de uma população que, naturalmente, a perde com a idade.

1.1.5 A Eletromiografia de Superfície e Dinamometria Analógica como instrumentos de mensuração

Atualmente se tem utilizado a Eletromiografia de Superfície (EMG) como ferramenta de análise da atividade muscular. Segundo Ricardo (2004):

> *"A Eletromiografia de superfície é uma técnica que detecta e registra os potenciais de ação musculares no fenômeno eletromecânico de acoplamento muscular; permitindo dessa forma uma análise quantitativa desse fenômeno."*

Há mais de 40 anos a eletromiografia vem sendo utilizada para, através de medidas da atividade elétrica muscular, diagnosticar e avaliar a fisiologia das fibras musculares (MALTA *et al.*, 2006).

A eletromiografia de superfície consiste no registro de sinais elétricos provenientes da atividade muscular, através de eletrodos posicionados na superfície corporal (BASMAJIAN & DE LUCA, 1985 *apud* CRUZ, 2005). Ou ainda, conforme Marchetti & Duarte (2006), "(...) é uma técnica de monitoramento de membranas excitáveis, representando a medida dos potenciais de ação do sarcolema, como efeito da voltagem em relação ao tempo" (p. 3). Esses sinais representam a combinação dos potenciais de ação gerados pelas fibras musculares durante o processo de contração (KUMAR & MITAL, 1996 *apud* RODRIGUEZ-AÑEZ, s.a).

Lima *et al.* (2007) afirmam que "Os estudos de EMG são abrangentes e podem envolver inúmeras situações do conhecimento biomecânico, como a proposta de correlacionar força com a atividade elétrica do músculo".

Conforme afirma Ricardo (2004), alguns fatores são determinantes na detecção da atividade muscular de qualidade: o diâmetro da fibra muscular, o posicionamento do eletrodo na pele, quantidade de tecido presente no local, recrutamento e frequência de disparo das unidades motoras, instrumentos de movimento e agentes que possam alterar o sinal do ruído eletromiográfico.

Segundo Marchetti & Duarte (2006), após a coleta da atividade elétrica muscular, os dados podem ser filtrados e analisados através dos domínios temporais (onde se avalia o comportamento de uma frequência por em um determinado tempo) ou dos domínios de frequências (onde se analisa as variações de frequências do sinal EMG).

Ainda os autores exemplificam como são avaliados os domínios temporais. Estes podem ser mensurados pela retificação do sinal, tomando o valor ABSOLUTO da EMG pelo rebatimento da fase negativa ou sinais brutos; pelo envoltório linear, após aplicação de filtro passa-baixa; pela *Root Mean Square* (RMS), a raiz quadrática média da amplitude do sinal EMG, analisada por janela de tempo da atividade muscular ou ainda pela integração, que é a retificação dos sinais eletromiográficos e a análise da área da curva retificada.

Outra utilidade da EMG está na possibilidade de mensurar alterações no funcionamento muscular, através de diferenças detectadas na atividade elétrica captada deste músculo (BASSANI *et al.*, 2008). A EMG vem sendo amplamente empregada na fisioterapia, para diagnosticar alterações nas etapas da atividade muscular, como por exemplo, na fadiga muscular, onde a amplitude dos potenciais de ação muscular apresenta-se aumentada (BARBOSA & GONÇALVES, 2005), ou ainda na detecção de diferenças entre a atividade elétrica muscular em exercícios com diferentes tipos de carga aplicada (OLIVEIRA *et al.*, 2006).

Bassani *et al.* (2008) mostram que a eletromiografia de superfície é um importante instrumento de avaliação muscular, sendo possível através dela inferir alguns tipos de desarranjos presentes. Malta *et al.* (2006) afirmam também que o instrumento é útil para medir a função cinesiológica do músculo. Paula, Vale & Dantas (2006) mostraram em seu estudo a utilidade da EMG na verificação de fadiga muscular em idosos, através dos sinais elétricos.

Porém o que se observa hoje são análises muito mais complexas utilizando-se dos achados eletromiográficos. Não apenas a atividade elétrica é vista, mas através dos diferentes momentos onde se analisa esta se encontra informações extremamente ricas e fornecedoras de informações que vão muito além de sinais de microvoltagem.

Exemplos não faltam. Pode-se citar análise de relação de contração entre músculos durante baterias de contrações isométricas de membros, com o intuito de verificar possíveis compensações em lesões musculoesqueléticas (KELLIS & KATIS, 2008). Ou ainda podem-se citar as correlações entre atividade eletromiográfica e particularidades morfológicas musculares, como tipo de fibra muscular e relação com frequência média EMG durante determinado movimento, como as feitas por Larsson *et al.* (2006).

A relação da atividade muscular de cintura escapular com o ciclo de sono também já foi analisada por Westgaard, Bonato & Holte (2002), num movimento inicial para demonstrar possíveis laços entre contrações musculares esqueléticas e funções neurais no sono humano. E também a EMG é utilizada para comparação de atividade muscular em grupos patológicos durante determinadas atividades físicas, como por exemplo, verificar o início de fadiga em determinados grupos musculares numa população de sujeitos com e sem dor lombar durante a realização de ergometria (BALASUBRAMANIAN & JAYARAMAN, 2009).

E para concluir a exemplificação da variedade de aplicações da EMG de superfície, vem o trabalho de Lin *et al.* (2008) comparando os efeitos de duas modalidades de exercícios de resistência muscular através dos sinais eletromiográficos. Como foi mostrado, diversas situações podem se beneficiar da mensuração da EMG.

A Eletromiografia de superfície também é utilizada por pesquisadores que trabalham com a FNP, com objetivos diversos há muito tempo. Exemplo disso é a pesquisa de Sullivan & Portney (1980), que procurava mostrar a relação entre músculos do tronco e braços durante a realização de diagonais, utilizando para isso sinais eletromiográficos de diferentes músculos durante a ação. Meningroni *et al.* (2009) também utilizaram a EMG para análise dos efeitos da FNP na melhora da ativação muscular em pacientes com a doença de Charcot-Marie-Tooth.

A dinamometria é definida como medição de forças externas (ou pressão), exercidas entre o corpo e o meio ambiente, segundo Grana & Alberton (2004). O dinamômetro é um equipamento que mensura o comportamento da carga dilatada ou tensão por deformação, de uma mola, deslocamento do ar ou extensão de ligas metálicas, que mostrará o coeficiente de fricção entre os materiais como a força gerada pelo agente provocador (SANTOS, 2002).

O autor afirma ainda que o teste de força dinamométrica serve para verificação da força isométrica do indivíduo, podendo ser realizados testes em tórax, dorso, membros inferiores e superiores. Sua realização necessita de aparelhos especiais, os dinamômetros, que podem ser analógicos ou digitais.

Godoy *et al.*(2004) empregaram o dinamômetro Jamar, que mede força de aperto. Os autores relatam que o equipamento é confiável e seguro para detectar a força total e avaliar a perda da força de preensão palmar de uma pessoa, sendo utilizado para avaliação de membros superiores.

A Dinamometria analógica é um método simples de avaliação da força muscular, através de uma contração isométrica máxima contra uma resistência, os resultados encontrados são semelhantes aos de estudos experimentais. Além disso, sua aplicação oferece rapidez na coleta dos dados desejados, baixo custo do equipamento e fidedignidade nos dados obtidos com o mesmo (SANDOVAL, CANTO & BARAÚNA, 2004).

2. PROBLEMATIZAÇÃO E HIPÓTESE

Na literatura é comum encontrar relatos de experimentos com diversas formas de treinamento muscular para o incremento de força muscular geral, ou ainda, para o ganho específico de força em determinados tipos de fibras musculares. Observa-se também que na reabilitação de pacientes, preconiza-se a recuperação funcional prioritária, diferente de treinamentos onde se busca especificamente a hipertrofia de determinados tipos de fibras adequadas às atividades realizadas (SPRING et al., 1995).

Atualmente a fisioterapia conta com diversos recursos terapêuticos manuais, dos quais, a FNP é uma delas. Atualmente, enfatiza-se muito a utilização desta técnica como meio de reabilitação, principalmente de pacientes com afecções neuromotoras, centrais ou periféricas (ADLER; BECKERS & BUCK, 1999).

Alguns trabalhos começaram a avaliar a FNP não mais como método de tratamento de patologia, mas sim como treinamento muscular em pessoas saudáveis (MAREK et al., 2005; MORENO; SILVA & GONÇALVES, 2005, YUKTASIR & KAYA, 2009). A partir do trabalho de Kofotolis et al. (2005), surgiu uma nova perspectiva na qual o treinamento com a FNP além do fortalecimento, também converte as fibras musculares nos seus diferentes tipos.

A real ação da técnica sobre os músculos após treinamento ainda é pouco conhecida. Os estudos que hoje são feitos trabalham com métodos invasivos, como biópsias, para os sujeitos (GREEN et al., 1998; FOLLAND et al., 2002). Ferramentas como os amplificadores de sinais EMG e dinamômetros são de fácil utilização e em certas configurações não necessitam de perfurações, cortes ou contatos com o interior dos corpos das pessoas. A exploração de seus dados poderia oferecer certas informações funcionais sem a necessidade de expor o sujeito a riscos de saúde e desconfortos.

Algumas perguntas sobre esta ação carecem de respostas e uma delas é a que se pretende responder através dessa tese. Será que uma conversão de fibras musculares possivelmente ocorrida após treinamento baseado na FNP pode ser inferida através de análises não invasivas?

Esta pesquisa parte da hipótese de que a FNP tem o poder de conversão de fibras de músculos por ela treinado e que se pode afirmar isso através de dados obtidos de forma não invasiva em quem foi submetido ao treinamento.

3. OBJETIVOS

3.1 Objetivo geral

Avaliar os efeitos da aplicação de um programa de treinamento baseado na FNP na atividade funcional do músculo reto femoral de jovens universitárias fisicamente ativas.

3.2 Objetivos Específicos

- Analisar os ganhos de força muscular que possam ocorrer após a aplicação de um programa de treinamento baseado no método FNP.
- Verificar a eficácia do treinamento de FNP na atividade de resistência, isto é, que exija contração muscular de intensidade não máxima durante um prolongado período de tempo.
- Verificar alterações na atividade elétrica muscular após o programa de treinamento.
- Inferir, baseando-se nos resultados acima, se o treinamento pode provocar uma conversão no tipo de fibras predominante no músculo treinado.
- Estudar a viabilidade de utilização da FNP como ferramenta de treinamento muscular.

4. METODOLOGIA

4.1 Universo amostral e composição da amostra

Vinte e dois sujeitos participaram da realização do projeto, todos do sexo feminino, com idade entre 18 e 25 anos, universitários regularmente matriculados na Universidade Federal do Amazonas – Instituto de Saúde e Biotecnologia de Coari.

A seleção ocorreu através de convite verbal feito no *campus*, onde eram especificadas a faixa etária e a necessidade de serem fisicamente ativos e com boa saúde física. Em dia previamente marcado foi aplicado um questionário aos interessados para verificação dos atendimentos do critério de inclusão e inexistência de critérios de exclusão, colocados a seguir.

4.1.1 Critérios de Inclusão

- Ser do sexo feminino com idade entre 18 e 25 anos.
- Questionário de aptidão física indicar que indivíduo possui algum tipo de atividade física regular (caminhadas, corridas, treinamento aeróbico), mas que não seja atleta profissional ou de alto nível (praticantes de atividades por tempo superior a 2 horas/ dia de atividade), conforme normativa da *Associação Americana de Atividade Física* (POWERS & HOWLEY, 2000).
- Apresentar atestado de saúde física emitido por médico registrado no Conselho Regional de Medicina.
- Concordar com os termos da pesquisa e assinar Termo de consentimento livre e esclarecido - TCLE.

4.1.2 Critérios de Exclusão

- Não atender a qualquer critério de inclusão e/ ou não concordar com os termos da pesquisa.

4.2 Questões éticas

A pesquisa foi submetida primeiramente ao Comitê de Ética em Pesquisa (CEP) da Faculdade Seama e recebeu a devida aprovação através do protocolo 044/08. Devido a modificações feitas na metodologia, foi novamente submetida ao CEP da Universidade Federal do Amazonas (UFAM), obtendo aprovação através do CAAE 0241.0.115.000-10, conforme resoluções CONEP 196/96 e 466/2012. Todos os sujeitos foram informados sobre os procedimentos, riscos e benefícios da pesquisa, tiveram seu anonimato garantido e poderiam abandonar a pesquisa a qualquer momento. Deste modo, assinaram TCLE após a explanação.

4.3 Materiais

Para o procedimento de pesquisa, foi utilizado o laboratório do curso de Fisioterapia da UFAM denominado "Sala de Avaliação", que é subdividido em 6 consultórios de 2 x 2,5m. Um desses consultórios, contendo uma maca padrão em madeira, foi utilizado em todo o experimento.

Para a mensuração da força muscular, foi utilizado Dinamômetro Analógico AR 200 Crown®, fabricado pela Técnica Industrial Oswaldo Filizola em São Paulo – SP, conforme mostra a figura 2:

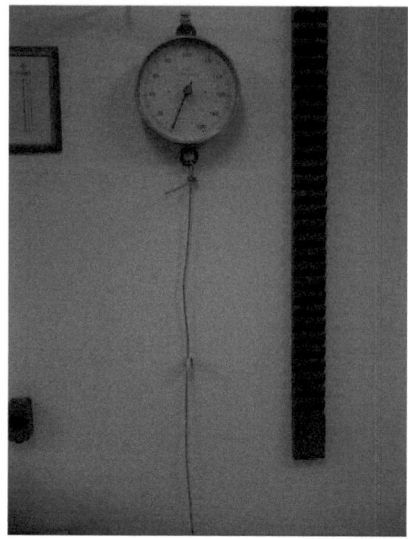

Figura 2 – Dinamômetro Analógico AR 200 Crown®

Fonte: dados dos autores

O Dinamômetro foi fixado à parede numa altura de 2,10 m, e um cabo de 6 mm foi conectado ao equipamento num sistema de polia simples como braço tensor. Na outra extremidade havia uma tornozeleira emborrachada, para montagem do circuito de mensuração de força.

Para captação dos sinais eletromiográficos foi usado o sistema de aquisição de sinais EMG 221 C, de dois canais, da EMG SYSTEM do Brasil®, com eletrodos ativos e de referência, sempre utilizado com bateria previamente carregada, conforme ilustra a figura a seguir:

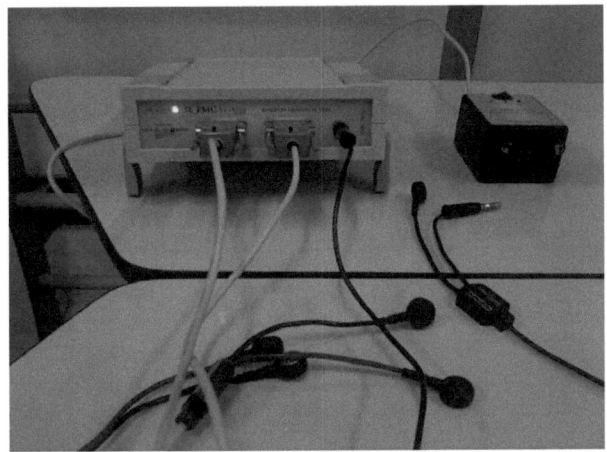

Figura 3 – Sistema de Aquisição de sinais EMG SYSTEM®

Fonte: dados dos autores

Os sinais adquiridos, a uma frequência de 1kHz, foram processados pelo *software* EMGLab, da EMG SYSTEM®, filtrados em tempo real por filtro digital *Butterworth* em banda de 10 a 500 Hz, instalados em um *notebook* ITAUTEC Infoway W7666, com processador Intel® Celeron® de 2,2 GHz de *clock*, com memória RAM de 4 GB e HD de 320 GB, operando com Sistema Operacional Windows 7 Home Premium®.

Os eletrodos de superfície utilizados foram os da marca SOLIDOR, modelo MSGST 06, composição Ag/ AgCl, descartáveis.

Para assepsia, foi utilizado álcool 70% e algodão hidrófilo.

4.4   Procedimentos

Os sujeitos, após o processo de seleção, foram divididos aleatoriamente por um colaborador em: grupo controle (GC) e grupo experimental (GE). Para o GC foram selecionados 10 (dez) sujeitos, e os 12 (doze) restantes formaram o GE. Após a divisão, foi feito com todos os sujeitos o teste de chute, que consistia no indivíduo chutar uma bola para verificar qual membro inferior era dominante, sendo este escolhido para seguimento da intervenção.

A seguir os sujeitos tiveram coletados os valores de pico de força gerada na contração voluntária máxima (CVM) pelo músculo quadríceps (o qual o músculo Reto femoral é componente) do membro inferior dominante através de movimento de flexão de quadril e extensão do joelho, mensuradas pelo dinamômetro analógico. Ao mesmo tempo, um par de eletrodos colocados sobre o músculo reto femoral conforme normativa SENIAM (HERMENS & FRERIKS, 2000) estavam conectados ao sistema de aquisição de sinais ligado ao *notebook*, para a realização da coleta da EMG superficial através do *software* EMGLab. Ambas as mensurações eram feitas até que a EMG indicasse sinal de fadiga muscular, dada por decréscimo contínuo de força e atividade elétrica muscular. Um segundo colaborador, cego quanto à distribuição dos grupos, realizou estas coletas, registrou os achados e retirou-se da sala após o término.

Após este procedimento, o colaborador dispensou os componentes do GC, orientando-os a continuar com suas atividades normais por um período de 5 semanas, devendo ao final deste voltar para uma nova bateria de testes. Já os sujeitos do GE tiveram o treinamento agendado 3 vezes na semana, durante as 5 semanas seguintes, sempre no período entre 18 e 20:30 Hs, sempre nos mesmos dias da semana e horários, para não haver interferência de tempo e espaçamento entre as sessões. O treinamento foi realizado durante cinco semanas com FNP no membro dominante apenas, pois Chaves *et al.* (2004) mostraram em sua pesquisa que treinamento muscular realizado unilateralmente é mais eficaz que treinamento bilateral.

Este mesmo colaborador realizou o treinamento em todos os sujeitos. O treinamento consistiu em 10 etapas intercaladas de cinco repetições de diagonal primitiva – D1 de membro inferior com flexão de joelho, e 10 etapas intercaladas de cinco repetições de diagonal funcional – D2 de membro inferior com flexão de joelho em cada perna, onde o colaborador procurava colocar uma resistência entre 50 e 65% da CVM (embora não houvesse acompanhamento permanente de um dinamômetro, bem como outros músculos do conjunto estavam sendo recrutados). Cada pausa entre as etapas consistiu em 1 minuto, e sempre o treinamento foi feito na perna dominante.

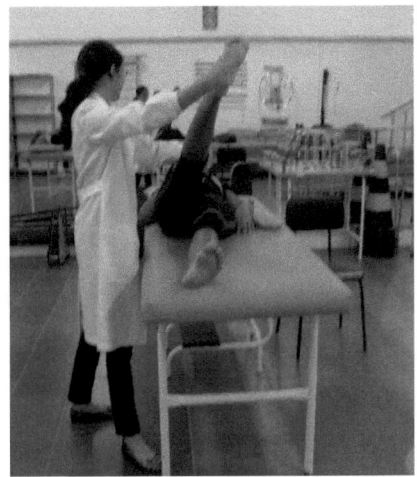

Figura 4 – Treinamento baseado na FNP

Fonte: dados dos autores

Após as cinco semanas, todos foram reunidos novamente e foram submetidos a uma nova fase de coleta de força e sinal eletromiográfico do músculo, semelhante em todos os aspectos à realizada na primeira etapa. O colaborador que realizara o primeiro teste realizou este também, na mesma condição de cego para a distribuição dos grupos.

Durante o período, quatro sujeitos (dois de cada grupo) desistiram do experimento, tendo ao final esta pesquisa um *n* igual a 18, divididos em 10 para o GE e 8 para o GC.

4.5   Análise dos dados

Todos os dados foram tabulados, analisados e comparados. Quatro magnitudes foram observadas neste momento: o nível de força muscular da CVM, a RMS e a área da curva integrada de ativação muscular.

Os dados foram analisados pelo software Graphpad Prism 5.0 for Windows®, da GraphPad Software Inc. Foram obtidos dados descritivos de média e desvio padrão dos grupos antes e após o período de experimento; os dados foram testados pela prova de D´Agostino, para verificação da normalidade dos mesmos, visto que este teste é indicado para n<30 e devido todos os dados estarem dentro da faixa de normalidade, foram posteriormente analisados pelo teste ANOVA 2 critérios com pós-teste de Bonferroni para verificação da significância do tratamento em dois períodos distintos e entre dois diferentes grupos. Para os fins desta pesquisa, adotou-se um nível de significância mínimo p de 0,05.

5. RESULTADOS

O treinamento de 15 sessões intercaladas em 5 semanas produziu acréscimo significativo na força muscular (fmáx) do grupo treinado. Resultado inverso foi visto no GC, com diminuição da força muscular do grupo, mesmo este sendo composto por sujeitos fisicamente ativos, que apenas não realizaram o treinamento proposto, levando a uma diferença estatística significativa na comparação entre os grupos. O tempo de contração aumentou em ambos os grupos após o período entre as avaliações, embora este aumento não tenha sido significativo no período. Porém, quando comparados os GC e GE, observou-se significância na diferença de tempo de contração. A RMS aumentou no grupo treinado e diminuiu no grupo controle, porém as alterações observadas não foram estatisticamente significativas. E, quando analisado o produto da RMS pelo tempo de contração, viu-se que o grupo treinado obteve um acréscimo significativo, enquanto o GC obteve diminuição não significativa nos valores. Esses dados são apresentados e ilustrados pela Tabela 1 e Figuras 5, 6, 7 e 8. Para uma melhor compreensão do fenômeno tempo, é conveniente observar as expressões eletromiográficas brutas (Figuras 9 e 10), onde, além da atividade elétrica bruta registrada, pode-se observar as diferenças temporais nas contrações pré e pós treinamento.

Tabela 1 – Avaliação do músculo Reto Femoral Pré e Pós Treino (M±DP).

		t CVM (s)	fmáx (Kg/f)	RMS (mV)	Área V x t
GE	Pré	30.43±6.72	13.3± 1.72	167.56±70.78	2993.08±2828.58
	Pós	38.18±11.83	14.95± 2.35*'	233.48±167.58	7067.24±7606.64*
GC	Pré	23.59±4.00	16.75± 3.19	325.40±128.91	5472.43±1907.42
	Pós	35.03±6.71*†	15.12± 2.41	227.85±167.58	4187.54±3219.75

$* - p<0,05$
$' - p<0,01$ ANOVA
$† - p<0,05$ ANOVA

O acréscimo de força do GE foi significativo, passando de uma fmáx média de 13.3 Kg/f para 14.95Kg/f (p<0,05, f= 2,521); enquanto o GC, com uma variação de 16.75 Kg/f para 15.12 Kg/f, não teve significância estatística . Para a força muscular, houve também diferença significativa entre os grupos testados, (p<0,01, ANOVA). O aumento da área V x t foi significativo para o GE (p<0,05), certamente atrelado ao significativo aumento do tempo de contração deste grupo (p<0,05, ANOVA).

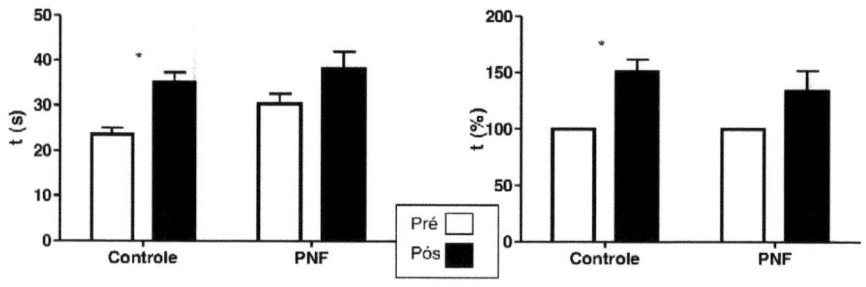

* - p<0,01

Figura 5 – Gráficos comparativos do t CVM (M±DP) bruto e normalizado (%)

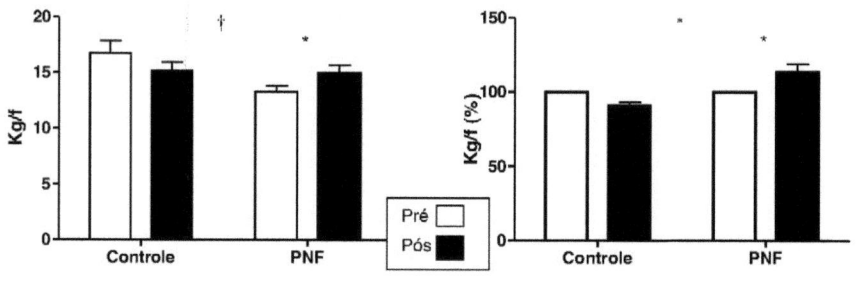

† - p<0,001
* - p<0,01

Figura 6 – Gráficos comparativos da força de CVM (M±DP) bruto e normalizado (%)

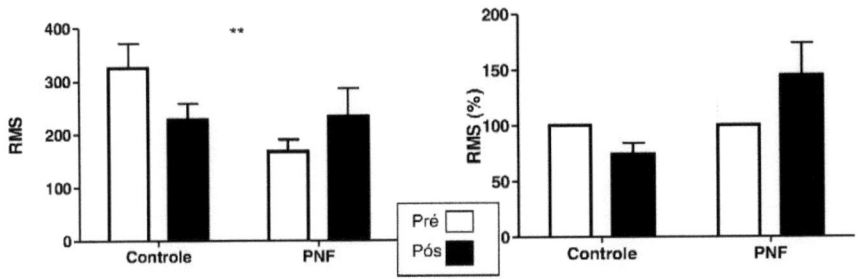

** - p<0,05

Figura 7 – Gráficos comparativos da RMS (M±DP) bruto e normalizado (%)

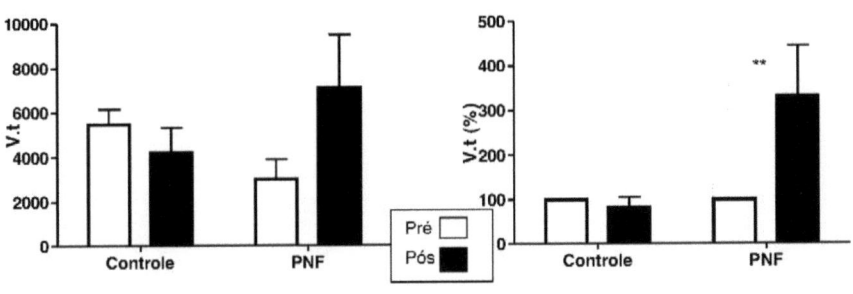

** - p<0,05

Figura 8 – Gráficos comparativos da área Vxt (M±DP) bruto e normalizado

(%)

Pré   **Pós**

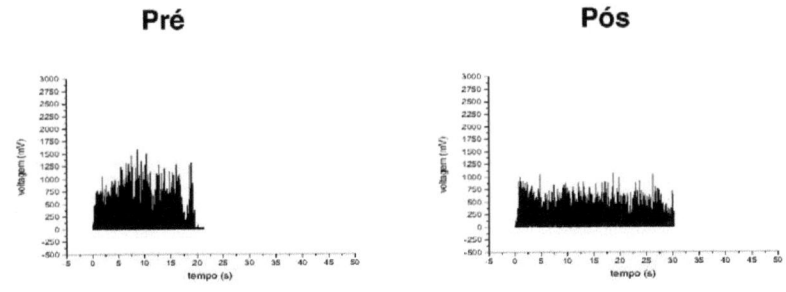

1

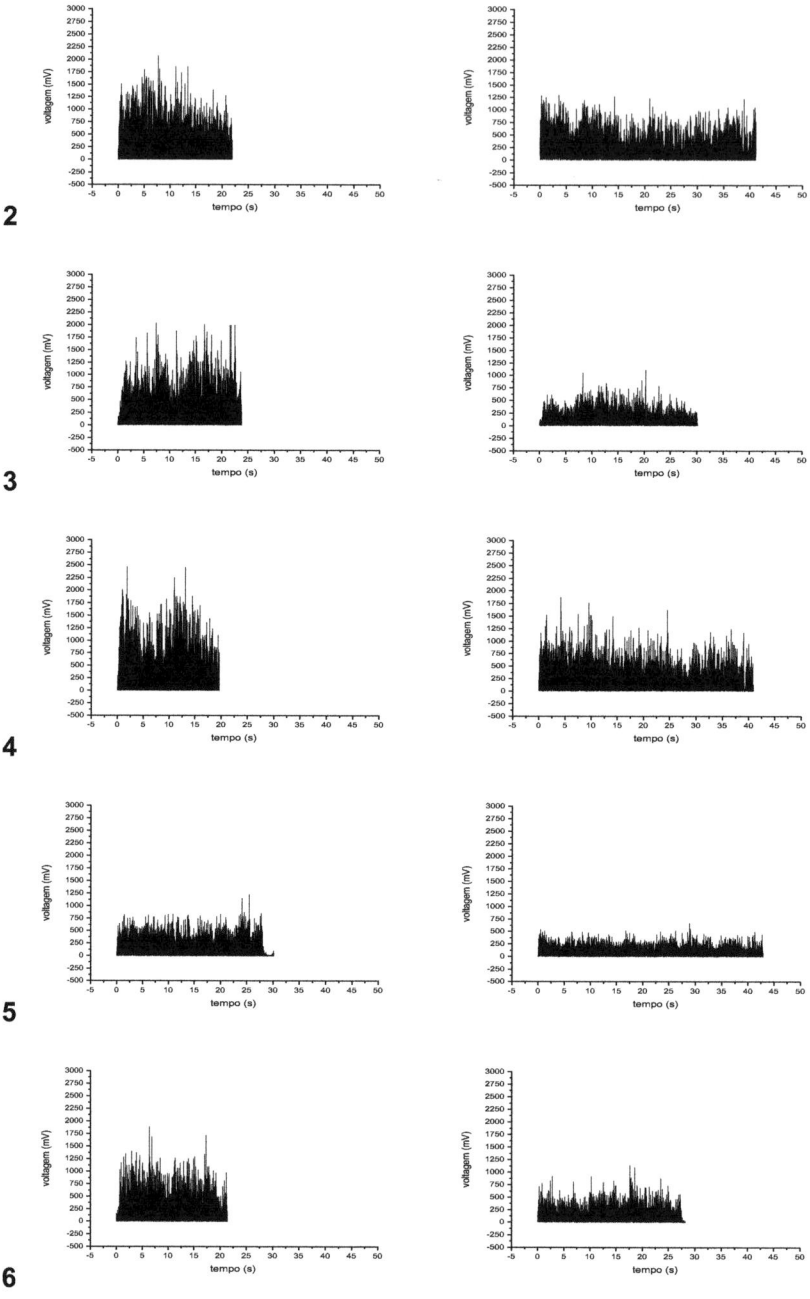

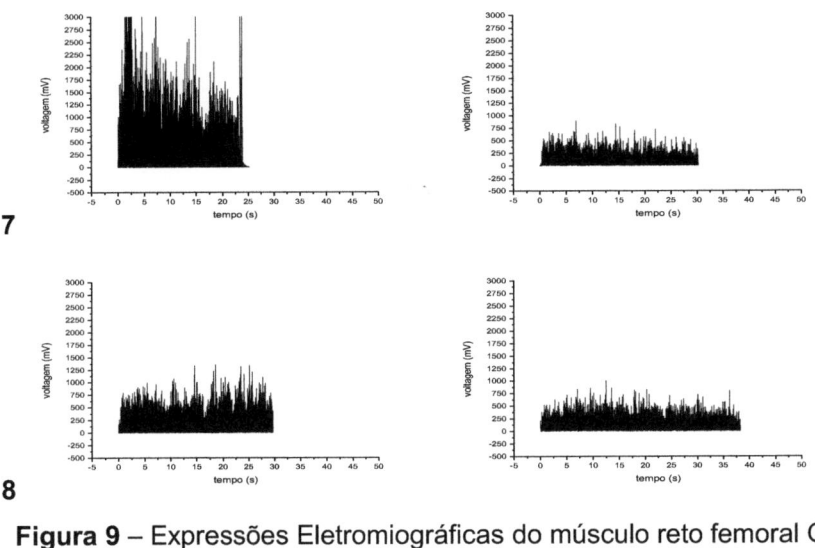

7

8

Figura 9 – Expressões Eletromiográficas do músculo reto femoral GC

Pré   **Pós**

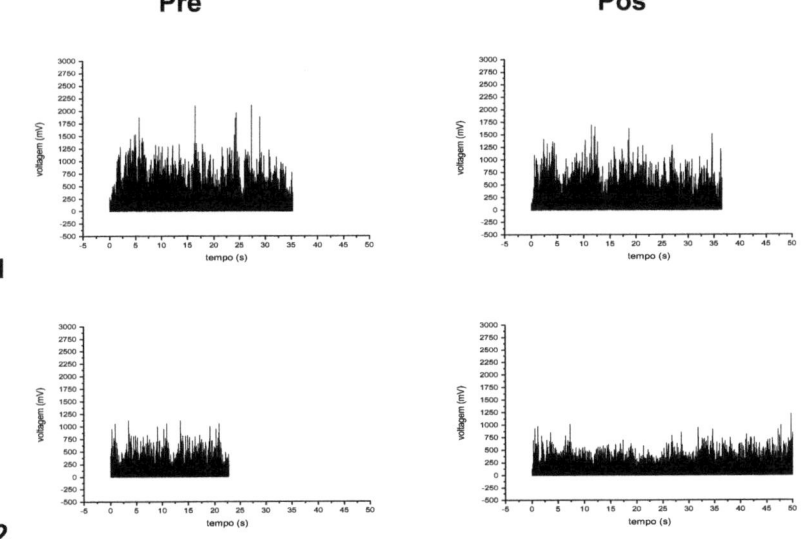

1

2

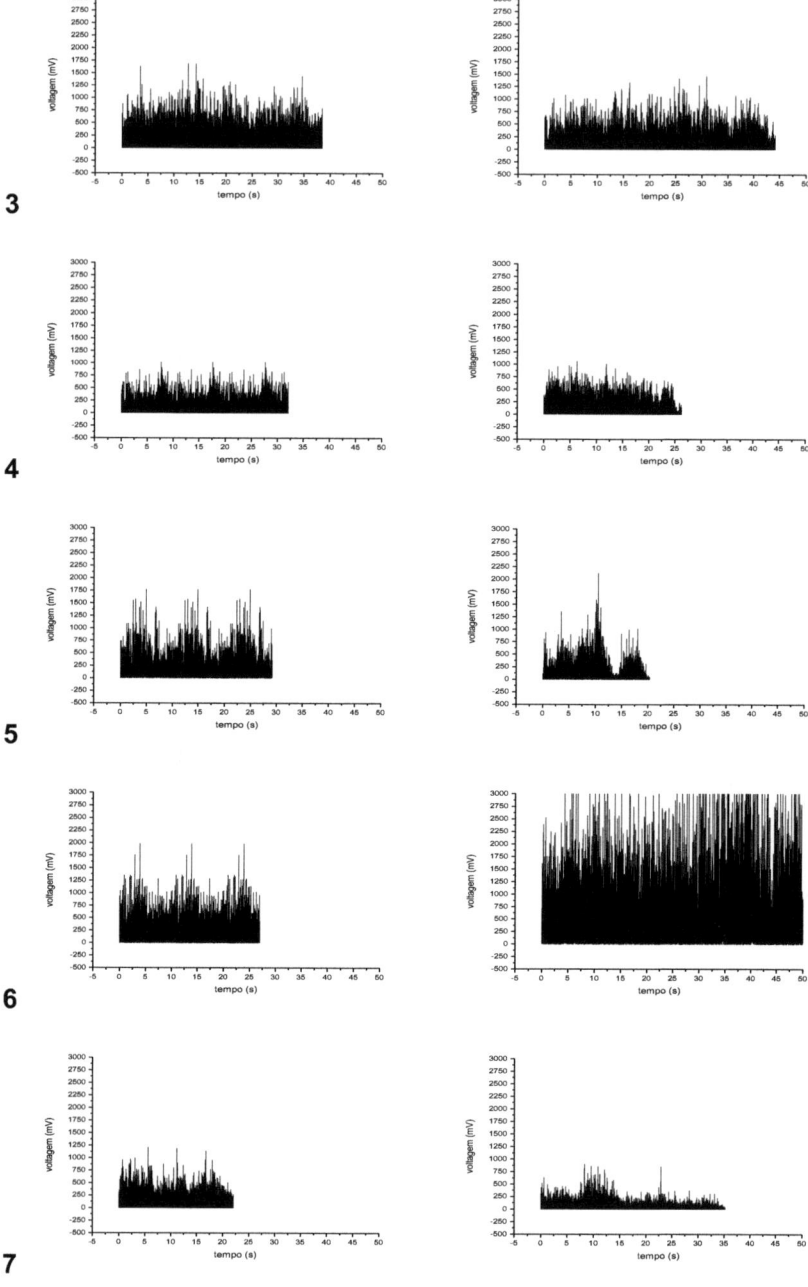

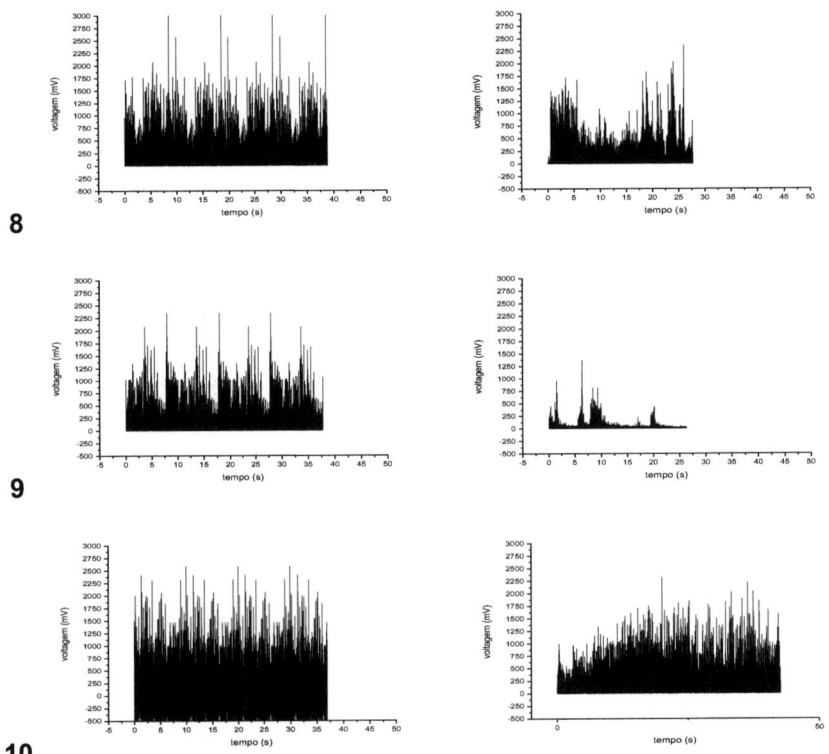

Figura 10 – Expressões Eletromiográficas do músculo reto femoral GE

6. DISCUSSÃO

O treinamento baseado em FNP aqui realizado teve como objetivo verificar os efeitos musculares deste em jovens fisicamente ativas, com especial atenção ao aumento da resistência muscular, acréscimo de força e possível conversão do tipo de fibra atuante na tarefa; a fim de viabilizar ou não um programa baseado neste treino.

A FNP é uma técnica que tem como um dos resultados esperados o acréscimo de força. O processo de aumento da eficiência neuromotora associado às técnicas específicas aplicadas conjuntamente às diagonais de FNP deixam mais eficientes os mecanismos de contração que, somados à resistência imposta durante a realização dos movimentos, geram maior produção de força contrátil (VOSS, IONTA & MYERS, 1987; ADLER, BECKERS & BUCK, 1999; KOFOTOLIS et al., 2005). Os achados desta pesquisa corroboram esta informação, ao mostrar que o GE conquistou acréscimo significativo de força após o treino com FNP.

Acréscimo de força muscular é um aspecto normalmente esperado em quem se submete a sessões com FNP. A popularização da terapêutica se deu com os resultados positivos em tratamento de pacientes vítimas de poliomielite nos Estados Unidos nos anos 50 e em outras afecções neurológicas, sendo positivamente utilizado até os dias atuais (VOSS, IONTA & MYERS, 1987; CLAUDINO SOBRINHA et al., 2010). Porém é cada vez mais vista nos dias atuais a aplicação da técnica sem o cunho de reabilitação neurológica, observando-se principalmente o foco do condicionamento e/ou reabilitação muscular para consequentemente conseguir resultados como redução de dores lombares, acréscimo de potência, treino de resistência e hipertrofia muscular em pessoas sedentárias, fisicamente ativas e atletas (SURBURG & SCHRADER, 1997; KOFOTOLIS & KELLIS, 2006; SHEARD, SMITH & PAINE, 2009; MORTARI, MÂNICA & PIMENTEL, 2009; HOJATALLAH et al., 2012).

Porém não apenas o acréscimo de força deve ser esperado com o uso da Facilitação Neuromuscular Proprioceptiva. Devido ao intenso trabalho proprioceptivo, de ativação cortical, reforço de estimulação e trabalho conjunto de inibição – reforço da contração muscular; há um trabalho muito mais complexo e completo no tecido muscular treinado. Maior alongamento, flexibilidade e ação reflexa, alteração das propriedades viscoelásticas com resultante de maior elasticidade são esperados após o uso da FNP, independente da alteração de força muscular (GAMA *et al.*, 2007; ORSINI *et al.*, 2010, KHAMWONG, PIRUNSAN & PAUNGMALI, 2011).

O processo de incremento proprioceptivo realizado pela FNP na estimulação das vias motoras fará com que ocorra melhor harmonia no funcionamento do sistema musculoesquelético, conforme as palavras de Yuktasir & Kaya (2009).

Esta harmonia no funcionamento musculoesquelético é observada nos resultados de pesquisas como a de Farina et al. (2004) e Rees et al. (2007) que mostram o ganho de alongamento, hipertrofia, velocidade de condução da fibra e tempo de contração muscular de grupos treinados com FNP em períodos de 4 semanas.

Os achados desta pesquisa encontraram acréscimo significativo de força no GE. Perfeitamente justificável, tendo em vista que a população estudada era composta de sujeitos fisicamente ativos. Também houve um significativo acréscimo na relação V x t no GE. Este dado fornece a informação da interação entre a atividade elétrica desenvolvida pelo músculo (V) e o tempo de duração da contração (t). O aumento desta relação permite afirmar que o músculo teve maior recrutamento de fibras durante maior tempo nos sujeitos treinados. Diferentemente, o GC apresentou redução não significativa nesta relação durante o período entre avaliações, mas ao se comparar os achados entre os dois grupos, também há uma diferença significativa.

Isso vai de acordo com a premissa de que os componentes proprioceptivos da FNP são capazes de aumentar a velocidade de condução da fibra nervosa, aumentando o recrutamento dessas no músculo em contração (FARINA *et al.*, 2004). Com isso tem-se maior eficiência no trabalho contrátil. A duração maior da contração mostra que o músculo assumiu comportamento de resistência, conforme pode ser observado nas expressões eletromiográficas pré e pós treinamento. Essa condição é adquirida por um processo de aumento na capilarização muscular, força aeróbica, concentração de lactato, *endurance* e área e predominância de fibras tipo II A. Todos esses, ao alterar positivamente a resistência, também acrescentam força ao músculo treinado (MYERS *et al.*, 2015; AAGARD *et al.*, 2011; KOHN *et al.*, 2010, FARINA *et al.*, 2004).

Embora a diferença de RMS de ambos os grupos não tenha sido significativa, a relação entre esses apresentou diferença significativa entre GE e GC, principalmente devido ao significativo aumento do tempo de contração dos sujeitos submetidos ao treinamento. Esta relação, como dito antes, mostra a tomada de característica resistiva do músculo analisado.

A análise eletromiográfica utilizada para verificação destas vertentes mostra-se confiável diante da amostra utilizada e do procedimento de avaliação. A RMS é útil para verificação de atividade de controle motor, recrutamento de unidades motoras, predominância de tipo de fibra muscular operante e velocidade de contração (HOUTMAN *et al.*, 2003; SHIN *et al.*, 2006; BAZZICHI *et al.*, 2009, OLIVEIRA & GONÇALVES, 2009), principalmente quando associada ao tempo de contração do grupo muscular analisado, como Shin *et al.* (2006) afirmam. A avaliação estática realizada com os sujeitos, bem como o cuidado ao escolhê-los dentre critérios específicos de saúde, atividade física e composição corporal vão de acordo com as premissas de que a RMS muscular será confiável para análise quando for obtida de atividades pouco dinâmicas, evitando interferências nos aparatos digitais; se a ação de músculos agonistas não interferir de maneira significativa na captação dos sinais e a composição cutânea do indivíduo não for muito gordurosa para causar possível mascaramento dos sinais (KALLENBERG & HERMENS,

2006; JUNIOR *et al.*, 2010; SMOLIGA *et al.*, 2010). Além do mais, Melchiorri & Rainoldi (2011) mostram que existe significativa confiabilidade na relação entre a EMG de superfície, a dinamometria e a composição das fibras musculares.

Uma característica dos músculos de trabalho resistente é a manutenção de sua contração por mais tempo, num patamar inferior aos músculos potentes, conforme descrito inicialmente. Numa mensuração numérica, o tempo de contração e a RMS muscular são dados que mostram esta tendência. Pesquisas como as de Blijhan *et al.* (2006), Wakeling, Uehli & Rozitis (2006) e Balasubramanian & Jayaraman (2009) e Lenti *et al.* (2010) demonstram que uma contração mais lenta, de atividade elétrica vista através da RMS mais baixa e por um tempo de sustentação superior são características predominantes de fibras resistentes.

A RMS média encontrada nos grupos analisados não se apresentou com valores discrepantes aos de valores médios encontrados normalmente em provas eletromiográficas, como as apresentadas por Okano *et al.* (2005) e Moraes *et al.* (2003). As expressões eletromiográficas mostram também a alteração temporal da CVM, que sofreu acréscimo em ambos os grupos, significativo no GC. Este resultado por si só é justificável e compreendido pelo fato do GC ser composto por sujeitos praticantes de atividades físicas regulares, provavelmente com exercícios resistidos inclusos. Como dito anteriormente e reforçado pelos achados de Myers *et al.* (2015), exercícios resistidos acrescentam força e resistência aos músculos treinados.

Houtman *et al.* (2003) vão além ao afirmar que as fibras tipo I trabalham a maior parte do tempo duma contração isométrica com carga superior a 30% da CVM, tendo a ação das fibras II predominância no final da contração, vistas pela queda abrupta da curva de atividade elétrica. Chama-se a atenção às figuras 9 e 10, que apresentam os registros da atividade eletromiográfica dos sujeitos desta pesquisa, principalmente nos momentos finais da contração realizada, onde se observa a característica de queda abrupta e rápida nos disparos elétricos desenvolvidos pelo músculo analisado, reforçando as palavras dos autores.

A conversão de fibras musculares não necessariamente depende de uma estimulação com carga. Correntes elétricas de baixa frequência têm a capacidade de conversão e/ou capilarização seletiva, porém sem causar hipertrofia (HORTOBÁGYI & MAFFIULTTI, 2011).

Exercícios de resistência determinam a predominância destas fibras em específico, além de causar a hipertrofia e acréscimo de força delas (GREEN et al., 1998; HOUTMAN et al., 2003). Na verdade, este tipo de treinamento provocará a conversão da fibra II A, com características de mutação muito acentuadas diante do estresse físico, pelas mudanças nas concentrações capilares, mitocondriais e aumento do diâmetro como justificativa da ação (SUETTA et al., 2008; MAZIZ et al., 2009; KRUSTUP et al., 2010; VAN DER WALL et al., 2010). É importante o fato de que a diminuição da concentração das fibras IIB e/ou acréscimo das fibras tipo I não é significativo. O processo de conversão das fibras, segundo Malisoux, Francaux & Theisen (2007), provoca um aumento do recrutamento de fibras do tipo II A, concordando com o exposto até aqui. Afinal, é sabido que o poder de conversão das fibras I é baixo. Na verdade, as fibras II A são descritas como fibras facilmente conversíveis; sendo delas a mutação de ação própria do comportamento muscular resistivo (I) ou explosivo (II B), conforme as palavras de Kohn, Essén-Gustavsson & Myburgh (2010), Andersen & Aagard (2010), Aagard et al. (2011) e Claflin et al. (2011).

O protocolo utilizado neste trabalho ao mostrar uma diferença significativa na relação atividade elétrica versus tempo de contração a favor do GE, além do acréscimo significativo de força e tempo de CVM ao músculo deste, indica maior resistência desenvolvida pelo músculo Reto femoral. Essas evidências sugerem a princípio que o treinamento estimulou o maior aparecimento de fibras II A.

Em procedimentos que se utilizavam da FNP como ferramenta de treinamento, acréscimo significativo de força, torque, alongamento e resistências foram achados ao final da intervenção (CALLEGARI & GREVE, 2004; KOFOTOLIS & KELLIS, 2006; REES *et al.*, 2007; GAMA *et al.,* 2007). Todos estes indicativos da capacidade de treinamento resistente com uma provável predominância de fibras II A atuando como fibras resistivas.

O trabalho de Kofotolis *et al.* (2005), contudo, parece melhor justificar os achados do procedimento aqui utilizado. Os autores conseguiram aumentar significativamente a quantidade de fibras tipo II A do músculo estudado (músculo quadríceps, cujo músculo reto femoral faz parte), ao mesmo tempo em que uma redução significativa das fibras II B foi observada nesta mesma amostra, treinada por um protocolo de FNP bastante semelhante ao usado aqui. Mas, enquanto os colegas se utilizaram da biópsia para análise das fibras, aqui apenas métodos não invasivos foram utilizados, com confiabilidade reforçada por Melchiorrri & Rainoldi (2011), Meningroni *et al.* (2009) e Sandoval, Canto & Baraúna (2004).

7. CONCLUSÃO

Pôde-se concluir que a FNP foi um agente eficiente no oferecimento significativo de acréscimo de força muscular e tempo de contração à amostra aqui estudada, mostrando diferenças entre GE e GC. Seus achados eletromiográficos mostraram que não houve significância no acréscimo de RMS, mas houve diferença significativa do acréscimo na relação desta vertente com o tempo de contração muscular no GE . Essas evidências apontam um aumento na predominância de fibras resistentes da amostra, embora não evidenciado histologicamente, mas visto através de confiável ferramenta não invasiva, o que até o momento mostra-se inédito na literatura científica. Assim sendo, a FNP torna-se interessante como protocolo de treinamento de resistência muscular nas populações saudáveis e fisicamente ativas e merece estudos mais complexos sobre sua fisiologia.

8. REFERÊNCIAS

AAGAARD, P. *et al.* A mechanism for increased contractile strength of human pennate muscle in response to strength training: changes in muscle architecture. *Journal of Physiology.* Inglaterra, n. 534, v. 2, pp. 613-623, 2001.

AAGAARD, P. *et al.* Effects of resistance training on endurance capacity and muscle fiber composition in young top-level cyclists. *Scandinavian Journal of Medicine and Science of Sports.* Artigo digital doi: 10.1111/j.1600-0838.2010.01283.x, pp. 01-10, 2011.

ADLER, S. S., BECKERS, D., BUCK, M. *PNF – Facilitação Neuromuscular Proprioceptiva.* São Paulo: Manole, 1999.

ANDERSEN, L. L. *et al.* Changes in the human muscle force-velocity relationship in response to resistance training and subsequent detraining. *Journal of Applied Physiology.* Estados Unidos, v. 99, pp. 87–94, 2005.

ANDERSEN, J. L., AAGARD, P. Effects of strength training on muscle fiber types and size: consequences for athletes training for high-intensity Sport. *Scandinavian Journal of Medicine and Science of Sports.* V. 20, supl. 2, pp. 32-8, 2010.

BALASUBRAMANIAN, V., JAYARAMAN, S. Surface EMG based muscle activity analysis for aerobic cyclist. *Journal of Bodywork and Movement Therapies.* V. 13, pp. 34–42, 2009.

BARBOSA, F. S. S., GONÇALVES, M. Comparação entre protocolos de exaustão e de 30 segundos utilizados na avaliação da fadiga eletromiográfica dos músculos eretores da espinha. *Revista Brasileira de Fisioterapia.* São Carlos, v. 9, n. 1, pp. 77-83, 2005.

BASSANI, E., CANDOTTI, C. T., PASINI, M., MELO, M., LA TORRE, M. Avaliação da ativação neuromuscular em indivíduos com escoliose através da eletromiografia de superfície. *Revista Brasileira de Fisioterapia.* São Carlos, v.12, n.1, jan./fev. 2008.

BAZZICHI, L. *et al.* Muscle modifications in fibromyalgic patients revealed by surface electromyography (SEMG) analysis. *BMC Musculoskeletal Disorders.* V. 10, n. 36. [s. p], 2009.

BLIJHAN, P. J. *et al.* Relation between muscle fiber conduction velocity and fiber size in neuromuscular disorders. *Journal of Applied Physiology.* V. 100, pp. 1837–1841, 2006.

CALLEGARI, B., GREVE, J. M. D. Avaliação isocinética comparativa da musculatura flexora e extensora do ombro durante os movimentos realizados nos plano sagital e na diagonal de Kabat. *Reabilitar.* Brasil, v. 6, n. 23, pp. 4-9, 2004.

CHAVES, C. P. G., *et al.* Déficit bilateral nos movimentos de flexão e extensão da perna e flexão do cotovelo. *Revista Brasileira de Medicina do Esporte.* Brasil, v. 10, n. 6, pp. 505-8, 2004

CHRISTIE, A., GREIG INGLIS, J., KAMEN, G., GABRIEL, D. A. Relationships between surface EMG variables and motor unit firing rates. *European Journal of applied physiology.* V. 107, pp. 177-85, 2009.

CLAFLIN, D. R. *et al.* Effects of high- and low-velocity resistance training on the contractile properties of skeletal muscle fibers from young and older humans. *Journal of Applied Physiology.* Artigo digital doi: 10.1152/japplphysiol.01119.2010, 2010.

CLAUDINO SOBRINHA, M. L. V., MAIA, M. T., COUTINHO, C. C. C., LEITE, A. C. N. M. T., FARIAS, S. C. A. Método Kabat no fortalecimento muscular da espasticidade. *Fisioterapia Brasil.* V. 11, n. 1, pp. 151-8, 2010.

CRUZ, C. F. Biofeedback e exterocepção no controle do movimento humano. *Efedeportes Revista Digital.* Buenos Aires, v. 88, ano 10, set/ 2005. http://www.efdeportes.com/efd88/mov.htm

CRUZ-MACHADO, S. S., CARDOSO, A. P., SILVA, S. B. O uso do princípio de irradiação da Facilitação Neuromuscular Proprioceptiva em programas de reabilitação: uma revisão. *Anais do VII Encontro Latino-americano de Pós Graduação da Universidade do Vale do Paraíba.* Brasil, São José dos Campos, pp. 1174-7, 2009.

DE BOCK, K. *et al.* Exercise in the fasted states facilitates fibre type-specific intramyocellularlipid breakdownand stimulates glycogen resynthesys in humans. *Journal of Physiology.* Inglaterra, n. 564, v. 2, pp. 649-660, 2005.

FARINA, D., MACALUSO, A., FERGUSON, R., DE VITO, G. Effect of power, pedal rate, and force on average muscle fiber conduction velocity during cycling. *Journal of Applied Physiology.* V. 97, pp. 2035-41, 2004.

FELAND, J. B., MARIN, H. N. Effect of submaximal contraction intensity in contract-relax proprioceptive neuromuscular facilitation stretching. *British Journal of Sports Medicine.* Inglaterra, v. 38, n. 4, 2004.

FOLLAND, J. P. *et al.* Fatigue is not a necessaries stimulus for strength gains during resistance training. *British Journal of Sports Medicine.* Inglaterra, v. 36, pp. 370-374, 2002.

FREITAS, W. Z., SILVA, E., FERNANDES, P. R., CARAZATTO, J. G., DANTAS, EHM. Desenvolvimento da Flexibilidade de ombro e quadril e sua relação com o tipo de fibra muscular determinado pelo método da dermatoglifia. *Fitness & Performance Journal.* Rio de Janeiro, v. 6, n. 6, pp. 346-51, 2007.

GAMA, Z. A. S., MEDEIROS, C. A. S, DANTAS, A. V. O., SOUZA, T. O. Influência da frequência de alongamento utilizando facilitação neuromuscular proprioceptiva na flexibilidade dos músculos isquiotibiais. *Revista Brasileira de Medicina do Esporte*. Brasil, v. 13, n. 1, pp. 33-8, 2007.

GODOY, J. R. P., BARROS, J. F., MOREIRA, D., JUNIOR, W. S. Força de Aperto da Preensão Palmar com o uso do Dinamômetro Jamar: Revisão de Literatura. *EF y Deportes – Revista Digital*. Buenos Aires, n. 79, 2004. [Publicação Eletrônica] Disponível em http://www.efdeportes.com/efd79.

GRANA, T., ALBERTON, C. J. R. Análise da Marcha de Indivíduos com Lesão do Ligamento Cruzado Anterior. Bioscience Journal. V. 20, N. 3; pp. 145-57, 2004.

GREEN, H. *et al*. Regulation of fiber size, oxidative potential, and capillarization in human muscle by resistance exercise. *American Journal of Physiology*. Estados Unidos, v. 276, pp. R591–R596, 1998.

HALL, S. *Biomecânica Básica*. Cap. 4 – Músculos. Rio de Janeiro: Guanabara Koogan, 1993.

HERMENS, H. J., FRERIKS, B. Development of recommendations for SEMG sensors and sensor placement procedures. *Journal of Electromyography and Kinesiology*. V. 10, N. 5, pp. 361-74, 2000.

HOJATALLAH, N., ALIMOHAMMD, A., FATEMEH, H., MONIRE, M. N. The effects of the proprioceptive neuromuscular facilitation (PNF) stretching on explosive power and agility. *Annals of Biological Research*, V. 3, N. 4, pp. 1904-8, 2012.

HORTOBÁGYI, T., MAFFIULETTI, N. Neural adaptations to electrical stimulation strength training. *European Journal of Applied Physiology*. V. 111, pp. 2439-49, 2011.

HOUTMAN, C. J., STEGEMAN, D. F., VAN DIJK, J. P., ZWARTS, J. P. Changes in muscle fiber conduction velocity indicate recruitment of distinct motor unit populations. *Journal of Applied Physiology.*V. 93, pp. 1045-54, 2003.

JENSEN, L., BANGSBO, J., HELLSTEN, Y. Effect of high intensity training on capillarization and presence of angiogenic factors in human skeletal muscle. *Journal of Physiology.* Inglaterra, n. 557, v. 2, pp. 571-582, 2004.

JÚNIOR, V. A. R., *et.al.* Electromyographic analyses of muscle pre-activation induced by single joint exercise. *Revista Brasileira de Fisioterapia.* V. 14, n. 2, pp. 158-65, 2010.

KALLENBERG, L. A. C., HERMENS, H. J. Behaviour of motor unit action potential rate, estimated from surface EMG, as a measure of muscle activation level. *Journal of NeuroEngineering and Rehabilitation.* V. 3, n. 15, [s.p], 2006.

KAWAI, N. *et al.* Functional characteristics of the rat jaw muscles: daily muscle activity and fiber type composition. *Journal of Anatomy.* V. 215, pp. 656-62, 2009.

KELLIS, E., KATIS, A. Reliability of EMG power-spectrum and amplitude of the semitendinosus and biceps femoris muscles during ramp isometric contractions. *Journal of Electromyography and Kinesiology.* V.18, pp 351–358, 2008.

KHAMWONG, P., PIRUNSAN, U., PAUNGMALI, A. A prophylactic effect of proprioceptive neuromuscular facilitation (PNF) stretching on symptoms of muscle damage induced by eccentric exercise of the wrist extensors. *Journal of Bodywork & Movement Therapies.* V. 15, pp. 507-516, 2011.

KOFOTOLIS, N. *et al.* Proprioceptive neuromuscular facilitation training induced alterations in muscle fibre type and cross sectional area. *British*

Journal of Sports Medicine. Inglaterra, v. 39, n. 3, 4p, 2005. Acessado em 21/08/2006 em http://www.bjsportmed.com/cgi/content/full/39/3/e11.

KOFOTOLIS, N., KELLIS, E. Effects of Two 4-Week Proprioceptive Neuromuscular Facilitation Programs on Muscle Endurance, Flexibility, and Functional Performance in Women With Chronic Low Back Pain. *Physical Therapy.* Estados Unidos, v. 86, n. 7, pp. 1001 – 1012, 2006.

KOHN, T. A., ESSÉN – GUSTAVSSON, B., MYBURGH, K. H. Specific muscle adaptations in type II fibers after high-intensity interval training of well-trained runners. *Scandinavian Journal of Medicine and Science of Sports.* Artigo digital doi: 10.1111/j.1600-0838.2010.01136.x, pp. 01-08, 2010.

KRUSTUP, P. *et al.* Muscle adaptations and performance enhancements of soccer training for untrained men. *European Journal of Applied Physiology.* N. 108, pp. 1247-58, 2010.

LARSSON, B., KADI, F., LINDVALL, B., GERDLE, B. Surface electromyography and peak torque of repetitive maximum isokinetic plantar flexions in relation to aspects of muscle morphology. *Journal of Electromyography and Kinesiology.* V. 16, pp. 281–290, 2006.

LENTI, M. *et al.* Muscle fibre conduction velocity and cardiorespiratory response during incremental cycling exercise in young and older individuals with different training status. *Journal of Electromyography and Kinesiology.* V. 20, pp. 566–571, 2010.

LIMA, V. P. ; MELLO, R. G. T. ; PEIXOTO, C. G. ; BAPTISTA, L. A. ; MANFIO, E. F. . Estudo eletromiográfico e da percepção subjetiva do esforço em exercícios de extensão do quadril. In: XII Congresso Brasileiro de Biomecânica, 2007, São Pedro - SP. *Anais do XII Congresso Brasileiro de Biomecânica.* São Paulo : TEC ART, 2007. v. 1. p. 1699-1704.

LIN, H., HSU, A., CHANG, J., CHIEN, C., CHANG, G. Comparison of EMG activity between maximal manual muscle testing and Cybex maximal isometric testing of the Quadriceps femoris. *Journal of Formosan Medicine Association.* V. 107, N. 2, pp. 175-80, 2008.

MALISOUX, L., FRANCAUX, M., THEISEN, D. What do single-fiber studies tell us about exercise training? *Medicine & Science in Sports & Exercise.* V. 39, n. 7, pp. 1051-60, 2007.

MALTA, J., CAMPOLONGO, G. D., BARROS, T. E. P., OLIVEIRA, R. P. Eletromiografia aplicada aos músculos da mastigação. *Acta Ortopédica Brasileira.* São Paulo, v. 14, n. 2, 2006.

MARCHETTI, P. H; DUARTE, M. *Instrumentação em Eletromiografia.* São Paulo: Universidade de São Paulo (EEFE – Lab. Biofísica), 2006, 29 p.

MAREK, S. M. *et al.* Acute Effects of Static and Proprioceptive Neuromuscular Facilitation stretching on Muscle Strength and Power Output. *Journal of Athletic Training.* Estados Unidos, n. 40, v. 2, pp. 94-103, 2005.

MAUGHAN, R. J., NIMMO, M. A. The influence of variations on muscle fibre composition on muscle strength and cross-sectional area in untrained males. *Journal of Physiology.* Inglaterra, n. 351, pp. 299-311, 1984.

MAZIZ, N., PAPACHRISTOU, D. J., ZOUBOULIS, P., TYLLIANAKIS, M., SCOPA, C. D., MEGAS, P. The effect of different physical activity levels of muscle fiber size and type distribution of lumbar multifidus. A biopsy study on low back pain patient groups and healty control subjects. *European Journal of Physical and Rehabilitation Medicine.* V. 45, n. 4, pp. 459-67, 2009.

MAZZARO, N. *et al.* Lack of On-Going Adaptations in the Soleus Muscle Activity During Walking in Patients Affected by Large-Fiber Neuropathy. *Journal of Neurophysiology.* V. 93, pp. 3075-85, 2005.

MELCHIORRI, G., RAINOLDI, A. Muscle fatigue induced by two different resistances: elastic tubing versus weight machines. Journal of Electromyography and Kinesiology. V. 21, pp. 954–959, 2011.

MENINGRONI, P. C. *et al.* Irradiação contralateral de força para a ativação do músculo tibial anterior em portadores da doença de Charcot-Marie-Tooth: efeitos de um programa de intervenção por FNP. *Revista Brasileira de Fisioterapia.* V. 13, N. 5, pp. 438-43, 2009.

MINAMOTO, V. B. Classificação e adaptação das fibras musculares: uma revisão. *Revista Fisioterapia e Pesquisa.* São Paulo, V. 12, N. 3, pp. 50-55, 2005.

MITCHELL, U. H., MYRER, J. W., HOPKINS, J. T., HUNTER, I., FELAND, J. B., HILTON, S. C. Neurophysiological reflex mechanisms lack of contribution to the success of PNF stretches. *Journal of Sport Rehabilitation.* V. 18, pp. 343-57, 2009.

MORAES, A. C., BANKOFF, A. D. P., OKANO, A. H., SIMÕES, E. C., RODRIGUES, C. E. B. Análise eletromiográfica do músculo reto femoral durante a execução de movimentos do joelho na mesa extensora. Revista Brasileira de Ciência e Movimento. V. 11 N. 2, pp. 19-23, 2003.

MORENO, M. A., SILVA, E., GONÇALVES, M. O efeito das técnicas de facilitação neuromuscular proprioceptiva – Método Kabat – nas pressões respiratórias máximas. *Fisioterapia em Movimento.* Curitiba, v. 18, n. 2, pp. 53-61, abr/ jun 2005.

MORTARI, D. M., MÂNICA, A. P., PIMENTEL, G. L. Efeitos da crioterapia e facilitação neuromuscular proprioceptiva sobre a força muscular nas musculaturas flexora e extensora de joelho. *Revista Fisioterapia e Pesquisa,* São Paulo, V.16, N.4, pp. 329-34, 2009.

MYERS, N. L.; TOONSTRA, J. L.; SMITH, J. S.; PADGETT, C. A.; UHL, T. L. Sustained isometric shoulder contraction on muscular strength and endurance: a randomized clinical trial. *International Journal of Sports Physical Therapy*, V. 10, N. 7, pp. 1015-25, 2015.

NAMURA, M., MOTOYOSHI, M., NAMURA, Y., SHIMIZU, N. The effects of PNF training on the facial profile. *Journal of Oral Science.* V. 50, N. 1, 47- 51, 2008.

OKANO, A. H., MORAES, A. C. ; BANKOFF, A. D. P. ; CYRINO, E. S. Respostas eletromiográficas dos músculos vasto lateral, vasto medial e reto femoral durante esforço intermitente anaeróbio em ciclistas. Motriz (UNESP), Rio Claro, V. 11, N. 1, pp. 11-24, 2005.

OLIVO, S. A., MAGEE, D. J. Electromyographic assessment of the activity of the masticatory using the agonist contract–antagonist relax technique (AC) and contract–relax technique (CR). *Manual Therapy.* V. 11, pp. 136-45, 2006.

OLIVEIRA, A. S. *et al.* Avaliação eletromiográfica de músculos da cintura escapular e braço durante exercícios com carga axial e rotacional. *Revista Brasileira de Medicina do Esporte.* São Paulo, v. 12, n. 1, pp. 11-15, jan/ fev 2006.

OLIVEIRA, A. S. C & GONÇALVES, M. EMG amplitude and frequency parameters of muscular activity: Effect of resistance training based on electromyographic fatigue threshold. *Journal of Electromyography and Kinesiology.* V. 19, pp. 295-303, 2009.

ORSINI, M., DE FREITAS, M. R. G., OLIVEIRA, A. S. B., SILVA, J. G., LEITE, M. A. A., NASCIMENTO, O. J. M. Efectos de un programa de facilitación neuromuscular propioceptiva sobre la amiotrofia focal benigna. *Revista de Neurología.* V.51, pp. 317-8, 2010.

PAULA, R.H.; VALE, R.G.S.; DANTAS, E.H.M. Relação entre o nível de autonomia funcional de adultos idosos com o grau de fadiga muscular aguda periférica verificado pela eletromiografia. *Fitness & Performance Journal*, v. 5, nº 2, p. 95 - 100, 2006.

POWERS, S. K., HOWLEY, E. T. *Fisiologia do Exercício*. 3. ed. São Paulo: Manole, 2000.

RALSTON, E., PLOUG, T., KALHOVDE, J., LØMO, T. Golgi Complex, Endoplasmic Reticulum Exit Sites, and Microtubules in Skeletal Muscle Fibers Are Organized by Patterned Activity. *The Journal of Neuroscience*. V. 1, n. 3, pp. 875-83, 2001.

REBELATTO, J. R. *et al.* Influência de um programa de atividade física de longa duração sobre a força muscular manual e a flexibilidade corporal de mulheres idosas. 2004. http://www.editorafontoura.com.br/livros/pesquisa3.htm

REES, S.S., MURPHY, A.J., WATSFORD, M.L., McLACHLAN, K.A., COUTS, A.J. Effects of proprioceptive neuromuscular facilitation stretching on stiffness and force-producing characteristics of the ankle in active women. *J. Strength Cond. Res.* n. 21, v. 2, pp. 572–577, 2007.

REEVES, N. D., NARICI, M. V., MAGANARIS, C. N. *In vivo* human muscle structure and function: adaptations to resistance training in old age. *Experimental Physiology*. Inglaterra, n. 89, v. 6, pp. 675-689, 2004.

RICARDO, A. C. Eletromiografia de superfície como procedimento metodológico para análise do movimento humano em Biomecânica. *Anais da 4º SEPE da UFSC*. Florianópolis, set/ 2004.

ROY, R. R. *et al.* Persistence of motor unit and muscle fiber types in presence of inactivity. *The Journal of Experimental Biology*. V. 211, pp. 1041-49, 2008.

RUSHTON, W. A. H. A theory of the effects of fibre size in medullated nerve. *Journal of Physiology*. Inglaterra, n. 115, pp. 101-122, 1951.

SANDOVAL, R. A., CANTO, R. S. T, BARAÚNA, M. S. Dinamômetro analógico adaptado: um dispositivo para medir o torque muscular. *EF y Deportes – Revista Digital*. Buenos Aires, n. 76, 2004. [Publicação Eletrônica] Disponível em http://www.efdeportes.com/efd76/dinam.htm. Acesso em 20/04/2007.

SANTOS, L. J. M. Dinamometria Isocinética Lombar. *EF y Deportes – Revista Digital*. Buenos Aires, N. 49, 2002. [Publicação Eletrônica] Disponível em http://www.efdeportes.com/efd49/.

SHEARD, P. W., SMITH, P. M., PAINE, T. J. Athlete compliance to therapist requested contraction intensity during proprioceptive neuromuscular facilitation. *Manual Therapy*. V. 14, pp. 539–543, 2009.

SHIN, H. K., CHO, S. H., LEE, Y. H., KWON, O. Y. Quantitative EMG Changes During 12-Week DeLorme's Axiom Strength Training. *Yonsei Medical Journal*. V. 47, n. 1, pp. 93 - 104, 2006

SMOLIGA, J. M., MYERS, J. B., REDFERN, M. S. LEPHART, S. M. Reliability and precision of EMG in leg, torso, and arm muscles during running. *Journal of Electromyography and Kinesiology*. V. 20, pp. e1-e9, 2010.

SPRING, H. *et al. Força Muscular – Teoria e Prática*. São Paulo: Editora Santos, 1995.

SULLIVAN, P. E., PORTNEY, L. G. Electromyographic activity of shoulder muscles during unilateral upper extremity Proprioceptive Neuromuscular Facilitation patterns. *Physical Therapy*. V. 60, n. 3, pp. 283-88, 1980.

SURBURG, P. R., SCHRADER, J. W. Proprioceptive Neuromuscular Facilitation Techniques in Sports Medicine: A Reassessment. *Journal of Athletic Training*. Estados Unidos, n. 1, v. 32, pp. 34-39, 1997.

TRAPPE, S. *et al*. Human single muscle fibre function with 84 day bed-rest an resistance exercise. *Journal of Physiology*. Inglaterra, n. 557, v. 2, pp. 501-513, 2004.

VAN WESSEL, T., DE HAAN, A., VAN DER LAARSE, W. J., JASPERS, R. T. The muscle fiber type-fiber size paradox: hypertrophy or oxidative metabolism? *European Journal of Applied Physiology*. V. 110, pp. 665-694, 2010.

VIEIRA, A. O método das cadeias musculares e articulares de G. D. S.: uma abordagem somática. *Movimento*. Brasil, n. 8, v. 1, pp. 41-9, 1998.

VOSS, D. E.; IONTA, M. K.; MYERS, B.J. *Facilitação Neuromuscular Proprioceptiva: padrões e técnicas* – 3ª ed. São Paulo: Panamericana, 1987.

WAKELING, J. M., UEHLI, K., ROZITIS, A. I. Muscle fibre recruitment can respond to the mechanics of the muscle contraction. *Journal of the Royal Society Interface*. V. 3, pp. 533-44, 2006.

WESTGAARD, R. H., BONATO, P., HOLTE, K. A. Low-Frequency oscillations (0.3 Hz) in the Electromyographic (EMG) activity of the human Trapezius muscle during sleep. *Journal of Neurophysiology*. V. 88, pp. 1177-84, 2002.

YUKTASIR, B., KAYA, F. Investigation into the long-term effects of static and PNF stretching exercises on range of motion and jump performance. *Journal of Bodywork and Movement Therapies*. V. 13, pp. 11–21, 2009.

ANEXO I – QUESTIONÁRIO DE TRIAGEM

Nome:

Idade: Altura: Massa:

Pratica algum tipo de atividade física? Sim   Não

Se sim, quantas vezes por semana?

Quanto tempo geralmente gasta na prática de atividade física?

Qual tipo de atividade pratica?

_____

_____

Você pratica atividade física com fins profissionais? Sim   Não

Você é um atleta profissional? Sim   Não

Já sofreu alguma lesão nas pernas e/ ou no quadril? Sim   Não

ANEXO II – REGISTROS DA AVALIAÇÃO MUSCULAR

Sujeitos	t CVM	Kg/f	Pré RMS	Área	t CVM	Kg/f	Pós RMS	Área
1	35.30	15.00	294.96	7694.59	36.50	12.00	262.25	7184.85
2	22.70	12.00	119.25	1310.83	52.60	12.00	153.88	5946.86
3	37.10	12.00	106.06	1447.37	47.30	13.00	111.69	3741.67
4	22.50	13.00	155.46	1652.81	39.70	14.50	202.86	5553.44
GE 5	32.10	12.50	97.53	1289.79	25.70	14.00	190.32	3755.04
6	29.10	14.00	140.88	1698.72	19.80	17.00	182.73	2464.15
7	26.90	16.00	177.40	2158.85	56.20	19.50	685.89	28089.70
8	21.90	15.50	117.29	1238.40	34.00	16.00	89.88	2124.71
9	38.40	11.00	286.73	8855.60	42.30	15.50	226.32	7471.32
10	38.30	12.00	179.99	2583.80	27.70	16.00	228.98	4340.67
1	19.20	17.00	271.77	4121.22	30.00	16.00	324.97	2041.35
2	22.00	16.00	355.17	5785.85	41.00	16.00	366.97	6324.48
3	24.00	12.00	313.73	5369.42	30.00	11.00	187.98	2495.76
GC 4	20.00	19.00	381.77	5238.31	41.10	16.00	281.81	909.70
5	29.00	22.00	185.39	4084.18	43.00	19.00	128.04	1513.25
6	21.00	14.00	252.56	3885.48	27.20	14.00	151.86	6814.25
7	23.50	19.00	602.94	9836.60	30.00	16.00	195.35	3301.52
8	30.00	15.00	239.85	5458.38	38.00	13.00	185.81	10099.48

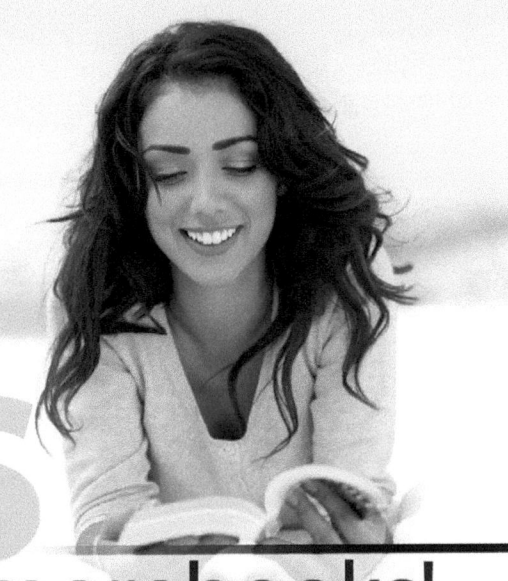 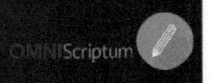

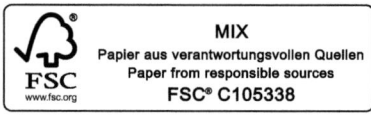
Printed by Books on Demand GmbH, Norderstedt / Germany